大変だ!! 地方中核病院長奮闘記

病院経営の可能性を
探った4年間の記録

山形県立中央病院　名誉院長
後藤敏和◎著

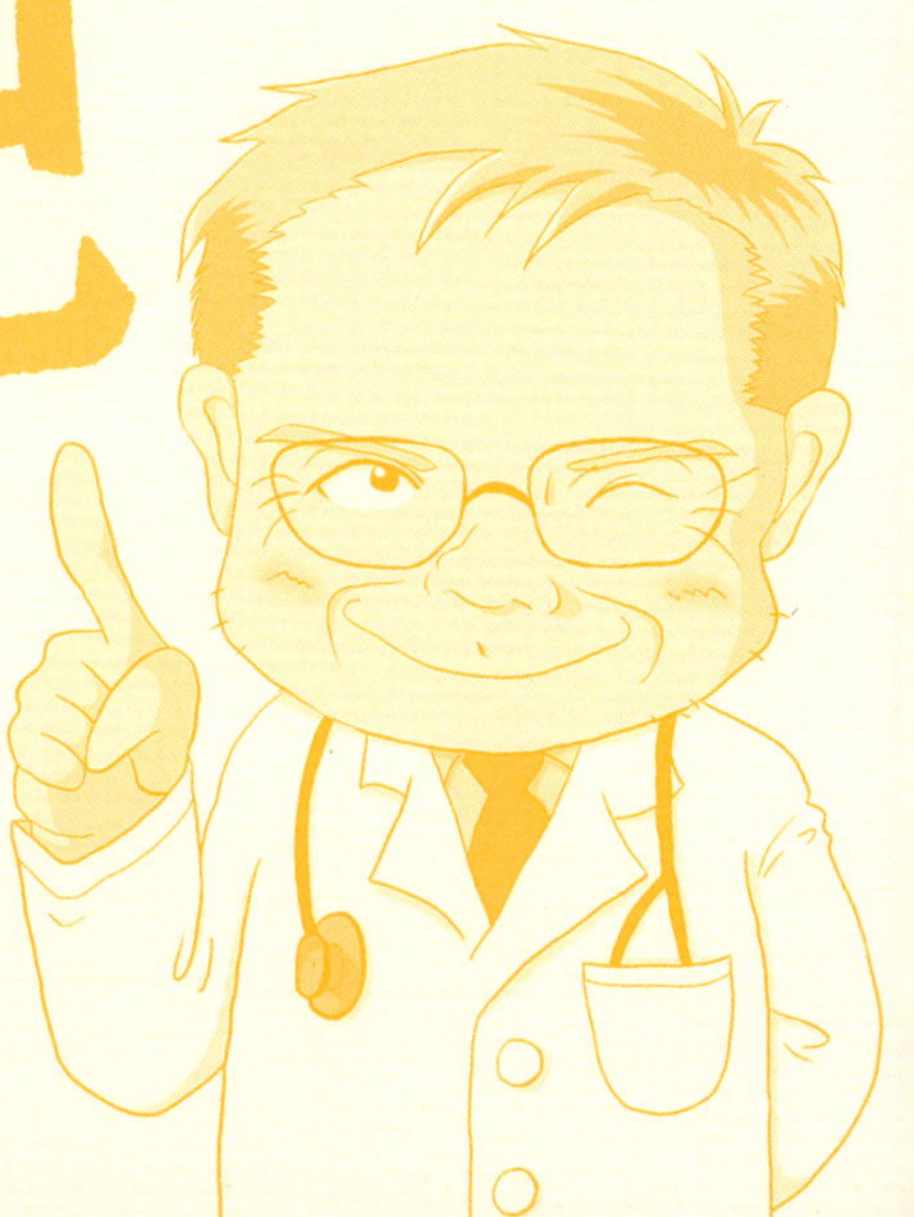

ロギカ書房

熱意・愛情・倫理観　バランス感覚に優れた病院経営奮闘記

―これからの地方中核病院にとって示唆に富む内容が一杯

平成29年3月末まで山形県立中央病院院長を勤められた後藤敏和先生が『大変だ!!　地方中核公立病院院長　奮闘記～病院経営の可能性を探った4年間の記録』を発刊されました。

私は、後藤先生の前任の院長である小田隆晴先生の時代から経営アドバイザーとして（小田先生はスーパーバイザーと命名してくださいました）山形県立中央病院に関わってきました。私にとって山形県立中央病院はとても大切な病院の1つであり、様々な経験をさせてもらい育てていただいた感謝すべき存在でもあります。

当時、後藤敏和先生は副院長をされており、救命救急センター長も併任されていたので病院経営を考える際のキーパーソンでした。副院長として既に辣腕を振るってご活躍でしたが、副院長と院長では見える景色や責任の重さが全く違うのでしょう、院長就任時は遠慮がちな印象がありました。最初から全速力で走ることができればⅢ群への降格といったことはなかったはずです。ただ、最初からスパートしていては最後までもちません。中盤すぎからの、本領を発揮され最後まで走りきる後藤院長の姿は立派でした。

山形県立中央病院は、山形県唯一の都道府県がん診療連携拠点病院であり、救命救急センターの承認を受け、ドクターヘリの基地になるなど東北を代表する高機能な病院で、研修医からの人気も高い病院です。外科医師離れが問題となっている今日でも珍しく外科系に大いなる強みを発揮おり外科医師数も豊富です。私は全国の高機能病院のアドバイザーをつとめていますが、同病院はとても潜在能力があると確信しています。

そんな病院の院長になった後藤敏和先生は、どなたでもはじめはそうなのですが、不安な気持ちで一杯だったはずです。アドバイザーの私との距離感に戸惑うこともあったでしょう。ただ、後藤先生は先進病院に自ら赴かれ素直に学ぶ姿勢をお持ちでした。病院見学や視察はどこの病院でも実施していますが、行ってみたら参考にならなかった、うちとは環境が違うと、学んだことが活かされていないケースも多いようです。しかし、後藤先生は学んだことを活かし、ぶれない明確な方針で組織を牽引されました。特定の診療科に課題があれば、自ら率先して改革の任に当たられました。「こんなこと院長がやる仕事じゃない」といって事務方に任せてしまう院長も多いのですが、小さなことでも現場が抱える課題には自らアプローチされていました。それは、素晴らしいことです。

また、周囲を育てる教育者でもありました。ほとんどの事務職員は県の職員ですから人事異動で2〜3年で病院を去っていきます。優秀な方が多いですが、医療のことについて最初は素人です。一方、現場で働く医療職はその専門家であり、やはり病院長が乗り込む姿勢が時として大切なのです。背中を見せることで着実に事務職員が育っていきました。山形県立中央病院にはプロパーの診療情報管理士が在籍していますが、彼女たちも育てられ、今や病院経営を支える屋台骨になっています。

方針を明確にし、自らが現場に飛び込む後藤敏和先生でしたが、一方的にトップダウンで方針を決めるのではなく現場の声も聞かれていました。どんなに素晴らしい方針を打ち出しても現場に浸透しなければ絵に描いた餅です。後藤先生はとてもバランス感覚に優れていました。それが可能だったのは、山形県立中央病院とそこで働く職員に対する愛情、そして医療人としての崇高な倫理観があったからだと思います。

そんな後藤敏和先生が執筆された書籍ですから、これからの病院経営にとって示唆に富む内容で一杯の奮闘記です。地方で活躍されている現職の病院長はもちろん、これから地方の医療を担っていく先生方にも、ぜひお読みいただきたい1冊です。

平成29年9月13日

井上　貴裕

はじめに

副院長を勤めていた平成25年2月、しかるべき人から4月からの院長就任を依頼されました。平成18年、私が副院長になったときに院長に就任された前院長、小田隆晴先生が3月で定年退職の予定でした。院長に就任したとして定年まで4年間でした。〝4年で何がやれるだろうか〟と考え、「少し考えさせてください」とお答えしたのでした。1週間ほどして、別なしかるべき方が訪ねて来られ、再度院長就任を依頼されました。それで率直に聞いてみたのでした。「私がお断りすると、どなたにお願いされるのでしょうか?」と。返事は「あなたしかいません」でした。その言葉に動かされ、院長を引き受けることにしたのでした。

前院長の時代、平成23年から当院の経営アドバイザーをしていただいている、千葉大学特任教授、井上貴裕先生が平成28年7月に出版された著書の分担執筆を依頼され「山形県立中央病院の〝改革〟—DPCⅡ群病院復帰への道のり」と題し執筆させていただいたのですが、これを読まれたロギカ書房社長、橋詰 守氏より井上先生を通し、病院運営全体について本を書いてくれるように依頼されました。院長在任期間は4年間と長くはなく、おまけに最後の2年間は経常収支赤字で終わりました。そのような私が病院運営について本を書くなど、誠におこがましく畏れ多いことなのですが、今後公立病院の院長になられる方々、そして何よりも今後の当院の病院運営を担っていくであろう後輩の諸先生方に、少しでもお役に立つことを願い、当院在籍34年間（うち副院長7年間、院長4年間）の病院運営の集大成として執筆させていただくこととしました。

先進病院にとっては〝当たり前のこと〟と嘲笑されそうな内容ですが、地方中核公立病院院長の〝奮闘記〟としてご笑読いただければ嬉しく存じます。

このような貴重な機会をいただきました井上貴裕先生に心より感謝申し上げます。

1　後藤敏和：山形県立中央病院の〝改革〟ＤＰＣⅡ群病院復帰への道のり『戦略的病院経営マネジメント財務分析・管理会計』井上貴裕編、清文社、東京、２０１６、p.２５３-２９３

自己紹介

1951（昭和26）年、山形市生まれ、山形県立山形東高等学校から東北大学医学部に進みました。大学在学中は軟式テニス（ソフトテニス）に熱中し、最終学年の6年生のときに東日本医科学生総合体育大会（東医体）の個人戦で準優勝しました。何とか卒業試験、国家試験も切り抜け、1976（昭和51）年、山形県立中央病院内科研修医として医者としてのスタートを切りました。

循環器内科での指導医、横山紘一先生（後に、私より3代前の院長となる）の薫陶を受け循環器内科医を志し、研修終了後は当時日本の循環器診療をリードしていた東京女子医科大学、循環器内科学（当時は日本心臓血圧研究所、略して「心研」にありました）大学院（廣澤弘七郎教授）に進学しました。しかし1年で進路変更、1979（昭和54）年、母校東北大学旧第2内科（吉永 馨教授、指導医は阿部圭志先生、後に教授）に入局し高血圧の研究に従事ました。阿部先生の意向で九州大学理学部生体高分子研究室（岩永貞昭教授、指導医は加藤久雄先生、後に国立循環器病センター研究所、病因部部長）に半年間、筑波大学応用生物化学系（村上和雄教授、指導していただいたのは広瀬茂久講師、後に東京工業大学教授と、大学院学生であった上野直人君、現在、基礎生物学研究所教授）に1年間内地留学しました。筑波大学での1年間の仕事が学位論文となりました（第2章「私と高血圧」参照）。

阿部先生からは米国留学を強く勧められたのですが、理学部や農学部でサイエンスをやっている研究者と接するうちに、研究者としての限界を感じ、最初の志である循環器内科医となるべく1985（昭和60）年に山形県立中央病院に赴任いたしました。赴任前に、循環薬理の勉強をしたいと思い1年間第

2薬理学教室（平 則夫教授、現、いわき市立総合磐城共立病院病院事業管理者）で動物実験をさせてもらいました。指導してくれた佐藤慶祐先生（後に、鳥取大学医学部薬理学教授）がオーストラリアに留学したのに便乗し2か月間自費でオーストラリアに留学しました。そんな勝手をしてきましたので、阿部圭志先生にとって、私は不詳の弟子であります。それでも若いときにあちこちで勉強させてもらったことが、年を取るほどに大きな価値を持つこととなりました。

当院赴任後は、救急を含めた循環器診療、大学で専攻した高血圧、透析医療にも携わり、過重労働そのものの勤務医生活をしてきました。

１９９５（平成7）年教育研修部副部長となってからは研修医集めに尽力、２０００（平成12）年に部長になり２００４（平成16）年に新臨床研修制度が発足してからは、一層研修医集めが重要な仕事になりました。

２００６（平成18）年、救命救急センター副所長に就任し管理職となりました。担当は救急救命センター運営、災害対策、そして教育研修部でした。２０１１（平成23）年東日本大震災が発災、災害対策委員長として対応しました。

２０１２（平成24）年、救命救急センター副所長を後進に譲り医療安全部長を兼務、２０１３（平成25）年、院長に就任、２０１７年3月に山形県立中央病院院長を定年退職いたしました。

当院は昭和38年に開院したのですが、この年、小学校6年生の私は急性腎炎で入院、それから50年後に第10代院長となったことになります。

目次

第2章　学術的業績は外からの評価に重要

第3章　救命救急センターが本来のミッションを果たせるようにするために
救命救急センター副所長、山形市医師会理事としての6年間

第4章　災害対策委員長　奮闘記
〝見えなかったものが見えた、見なくてよかったものも見てしまった〟

第5章　監査で散々指摘された医療安全部長を兼任同志を得る

第6章　院長としての4年間

こんなに業績上げて何で赤字なの？

第9章　さまざまな思い

第10章　院長に必要なもの

第1章

医師確保について

〝すべては研修医集めから始まった〟

教育研修部副部長、部長として

赴任して10年目の平成7年、副部長として教育研修部に配属されました。平成12年に部長に昇任するまで3代の部長に仕えました。そのころは研修医の定員は10名で、定数ぐらいの学生さんしか採用面接に来ませんでした。また学生さんの病院見学も同数程度で、見学に来た学生さんには旧病院の裏にあった安い焼き鳥屋でご馳走して、研修に来るように誘いました。病院にそのための予算などはなく自腹でしたが、見学学生は多くなくそう負担になりませんでした。

東北大学医学部卒業生は、昭和42、43年ころ吹き荒れた医局闘争以来、卒業後最初の2年間は市中病院で研修することが原則でした。三者協議会[1]主催で学生を対象にした研修病院のガイダンスがありました。終了後、学生を連れて食事会をするのが伝統でした。学生に人気の病院は、院長を筆頭に数名でやって来て、仙台市内のしかるべき店で院長交際費を元手に食事会を開催していました。私の軍資金は、院長からのポケットマネーと自腹でした。たいてい数名の学生が来ましたが、10名以上来たこともあり軍資金のことを考え冷や冷やものでした。部長の先生はガイダンスで病院説明だけすると帰ってしまい、あとは私に任されました。医局費から軍資金を出してもらうことも考えましたが、東北大学学生にだけ特別扱いをすることを快く思わない先生もおられ、言い出せずにいました。部長の先生が副院長に昇進したのに伴い、平成12（2000）年、教育研修部長となりました。

平成16年から新臨床研修制度が始まり、研修医をいかに獲得するかが課題となりました。研修プログラムの作成も重要な仕事でした。経験を要する症例、レポートを必要とする症例、評価について等、厚労省から基準が示され、従来の当院のプログラムの良いところを残しながら作成しました。当院では新制度１年目の平成16年に10名の定員に対し４名の欠員を出しました。マッチングの仕組みに対する対応が不十分でした。こちらの順位が10番以内に入らないような学生さんには、〝当院は危ないから、他院を１位指名した方がいいよ〟などとアドバイスしていたのです。これが大きな間違いでした。医局内にも研修医募集に対して理解と熱意が感じられず、医師各人の意識改革をするべく「研修医確保対策委員会」を立ち上げました。医局会では、〝研修医が来なくなると、先生方の救命センターでの日当直回数が増えますよ〟と訴えました。私の母医局である東北大学腎・高血圧・内分泌科で教育研修を担当していた阿部高明先生（現、東北大学大学院医工学研究科分子病態医工学／医学系研究科病態液性制御学教授）が、ポリクリの学生を全員、私のところに実習に来させてくれました。学生は全員私が直接指導しました。それ以来、東北大学の学生から当院の人気が出て、マッチング面接にもたくさん来てくれるようになりました。平成17年以降は５年間連続でフルマッチしました（図表１－１）。

当院は平成13年に旧市街から郊外に新築移転しましたが、マッチングに来た学生のアンケートの中で当院を選ばなかった理由として、〝周りに何もなく、車を運転できない私は生活できない〟という返答があり、当時の横山紘一院長が県議会で紹介したことがきっかけで、病院の東側だけ市街化調整区域から外され、店舗や住宅が建つようになりました。しかし定員を16名（自治医大卒業生を含む）に増員した平成22年度からは欠員を出すようになり、東日本大震災の平成23年度には７名もの欠員を出したのでした（図表１－２）。

図表１－１　山形県立中央病院マッチング結果推移（定員は自治医大卒業生を除く）

平成16～21年度初期臨床研修医

採用年度	H16	H17	H18	H19	H20	H21
定員	10	10	12	12	12	12
受験者数	25	43	35	25	30	27
中間公表 1位希望数	8	13	16	12	14	14
マッチ数	6	10	12	12	12	12
マッチ率	60%	100%	100%	100%	100%	100%

※平成16年度より現在のマッチング制度開始

予算措置など行政を巻き込む必要があると考え、病院事業局、健康福祉部もオブザーバーとして加え2度目となる「研修医確保対策委員会」を立ち上げ、対策を練りました。マッチングに来た学生に加え、研修医、スタッフからもアンケートをとりました。その結果、官舎完備（平成24年2月、研修医用官舎完成）、研修医待遇改善（給与増額）、見学学生やマッチングに来た学生への旅費補助、私が書いた医学書[2]の進呈（後述）、マッチしなかった学生への詫び状送付、間違いなく1位指名してくれたにもかかわらずマッチしなかった学生にはもう1冊の専門書[3]を贈り専門研修医として来るように勧める、見学学生を接待したときの医局費（医師が納めているお金）からの補助（学生1人につき1万円）、懇親会付の病院見学会の開催、マッチした学生向けの卒試、国試向け激励会の開催などを新たな対策としました。平成13年に郊外移転後、職員は車で通勤せざるを得なくなり、毎月の医局会後のアルコール付の懇親会に参加する医師が少数となり、懇親会をやめた結果、医局費も使い道がなくなり、学生勧誘費に充てることができるようになったのでした。

実は平成23年のマッチングにおいて４名の学生さんが面接をドタキャンしたのです。研修医に極めて厳しく当たる医師がいて、夜中の呼び出し当番に当たっているときなど、しばしば問題が生じていました。マッチング面接日４日前も、研修医が怒鳴りつけられるということがあったのです。スタッフ医師のアンケート回答の中に、〝研修医が見学学生の前で怒鳴られていた。この学生さんとその友達は絶対当院には研修に来ないだろうと思った〟というのがありました。こういう結果を医師の実名を出さずに一般論として医局会で報告し、医師各位の理解を求めました。

当院のプログラムの売りは、自由度が高く各研修医の裁量でローテート診療科を決定できること、麻酔科が２～３か月、救急科が２か月間必修であること、内科においては研修医が指導医を逆指名できること、などです。研修医会（後述）の要望を聞きながら改定してきました。

副院長になるまで、私にはほとんど常時研修医がくっついておりマンツーマンで指導していましたが、研修医や若い学生と一緒に診療しその成長を感じるのは喜びであり、一度も負担に感じたことはありませんでした。弟や妹と接するような気持ちで付き合っていましたが、自分の子どもが成長するにつれ息子や娘と接しているように感じに変わっていました。研修医には必ず地方会や研究会で発表させました。

平成19年９月、青森市で開催された東北医師連合会総会、シンポジウム、「新医師臨床研修制度の現状と今後」において、当時の山形県医師会長、有海躬行先生の意向により、山形県代表として「新医師臨床研修制度に対する当院の取り組み、東北地方の医師不足を踏まえつつ」と題し持論を発表する機会を得ました。地域枠として、県枠だけでなく、東北枠を作ってはと提案したのですが、青森県医師会からの依頼でパワーポイントを進呈しました。その後弘前大学では、地域枠として青森県枠のほかに東北枠を作りましたが、私の提案の影響かどうかは分かりません。

このとき強く主張したのが、文科省の〃ゆとり教育〃の弊害です。当院の研修医も出身大学にかかわらず東京の中高一貫校出身者が多く、そういう医師は初期研修2年終了後あるいはその後専門研修を1～2年やったあと東京に帰ってしまう医師が結構いるのです。まして当時の山形大学には本当の意味で地域枠がなく、私の母校、山形東高等学校の先生方は、「全国一、国公立大学の医学部に進学しにくい県」とおっしゃっておられました。山形大学医学部が入試制度を変え偏差値が上がってからは、山形県内からは10名程度しか入学できなくなっていました。PTAの役員を務めた私から見ても、山形東高校の先生方の教育は、もはや〃教育〃という域を超え生徒に対する〃奉仕〃だと感じていました。先生方は〃高校の3年間でセンター試験までは何とか対応できる。しかし難関校の二次試験問題への対応には時間が足りない〃と語っておられました。

山形大学医学部に山形県内の高校生を対象とした地域枠ができるまでは、山形大学医学部には宮城県出身者が山形県出身者の倍くらい合格しています。宮城県の生徒は現役生のときから予備校に通い難関校対策をしているのです。当院では初期研修終了後、山形大学への入局者が最も多いのですが、東北大学にも多く入局しています。山形大学の先生方には、〃後藤が東北大学に入局するように先導している〃と揶揄された時期がありますが、そのようなことは一切なく、元々宮城県出身者が多いのですから当然と言えば当然と言えるでしょう。ともあれ山形大学も平成27年度から県内の高校生を対象に、8名の地

図表１－２　山形県立中央病院マッチング結果推移（定員は自治医大卒業生を除く）

平成22～28年度初期臨床研修医

採用年度	H22	H23	H24	H25	H26	H27	H28	H29
定員	15	15	15	14	15	15	16	15
受験者数	17	29	19	32	34	34	34	23
中間公表1位希望数	8	10	6	20	25	20	20	15
マッチ数	13	12	8	14	15	15	16	15
マッチ率	87%	80%	53%	100%	100%	100%	100%	100%

※平成16年度より現在のマッチング制度開始

域枠を設けたのは大きな前進と言えるでしょう。山形県も今年度、東桜学館という中高一貫校を開校しました。公の席でも何度か発言したのですが、山形市に有力予備校を招請することが最も効果的と思います。

私が副部長でいたころ、年に1人くらい〝うつ〟になり1か月以上休む研修医がいました。そのころ医学教育学会では〝シェアの精神〟ということが話題にされていました。平成12年、研修医会を立ち上げ（させ）ました。初代会長には、現在、東北医科薬科大学救急医学講座准教授の遠藤智之先生にお願いしました。研修医会には勉強会の企画を任せ、テーマと講師を研修医が決めるようにしました。また病院に対する要望のとりまとめをお願いし、年に1回研修医から要望を聞く会を開催しました。以来、うつになり長期に休む研修医はいなくなりました。もっとも、かつてうつで休んだ研修医も研修期間中に立ち直り、現在は

図表１－３　臨床研修指導医師に対する特別研究調査費（指導医手当）

平成27年度まで
役職に応じた傾斜配分
院長　120,000円
副院長　96,000
部長　84,000円
副部長　72,000 円
医長　48,000円

平成28年度～
実績に応じて支給
基礎額：月額2,000円
指導実績割学：初期研修医一人につき　月10,000円
（複数医師指導の場合には、指導医指数で割る）
研修会講師割り学：1回10,000円

例

	平成27年度	平成28年度
院長	120,000	24,000
部長A	84,000	194,000
副部長B	72,000	264,000
副部長C	72,000	154,000
副部長D	72,000	154,000
副部長E	72,000	154,000
医長F	48,000	184,000
医長G	48,000	164,000

中堅どころとして活躍しています。

平成16年、当時の研修医会会長、眞田覚先生（現、ＪＣＨＯ仙台病院腎センター医長）が、救急レビューという会を立ち上げてくれました。週に1回（火曜日）自分たちが救急で体験した興味ある症例を提示して皆で勉強する会です。救急科医師が指導医としてコメントを出します。本会は現在まで続いており、こういう会を見学した学生さんが研修先として当院を選択する要因の１つとなっています。

長年の努力が実を結び、平成24年以降県内で唯一、５年連続でフルマッチしています（図表１－２）。

東北地方を代表する人気病院になったことは、私の後任として教育研修部長をお願いした、飯澤肇先生、そして長年研修医の面倒を親身になってみてくれた図書室司書、石川美奈子さんによるところが大きく、心より感謝しています。

研修医指導に対する手当は、従来、固定額で職位に応じた配分となっており、教育研修部長のときから実態に応じたものとするように病院事業局に要望していましたが、聞いてもらえませんでした。平成28年度よりようやく認められ、基礎額（24,000円）＋実績（研修医1人／月指導で1万円、講義1回当たり1万円）と実績に応じたものとすることができました。その結果、院長の私は年額12万円から2万4千円に減額となり、実際に指導している医師は大幅な増額となりました（図表1－3）。

1　東北大学三者協議会（現、東北大学艮陵協議会）
インターン闘争のさなか非入局を宣言した学生から発想され、昭和43年に設立された。三者（学生会、研修病院会、大学）が話し合いにより初期研修を行っていくための組織。（東北大学病院　卒後研修センター　ホームページより引用）

2　後藤敏和著『よくある副作用症例に学ぶ降圧薬の使い方』金芳堂、2002年初版、2005年改訂2版、2010年改訂3版、2015年改訂4版（鈴木恵綾と共著）

3　後藤敏和編著『症例から考える高血圧の診かた』金芳堂、京都、2012

「専門研修医・コロラド大学短期研修制度」の立ち上げ

コロラド州と山形県は姉妹県州の関係にあります。研修医集めの目玉としてコロラドの病院で当院の専門研修医が研修させてもらえる機会が得られないか、長年模索していました。幸い一足先にコロラド

図表１－４　山形県立中央病院コロラド大学研修

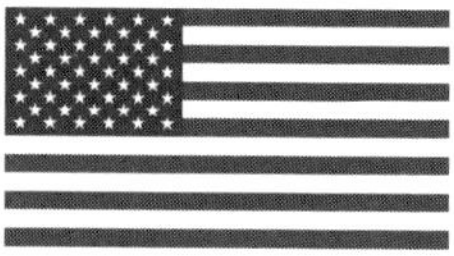

①	2007年9月1日～9月30日	卒後3年目　小児科
②	2007年10月20日～11月18日	卒後3年目　小児科、麻酔科
③	2008年2月23日～3月16日	卒後4年目　内科（循環器）
④	2008年3月20日～4月18日	卒後6年目　内科（循環器）
⑤	2008年10月9日～11月9日	卒後4年目　内科（循環器）
⑥	2010年2月10日～2月26日	卒後5年目　内科（消化器）
⑦	2010年2月21日～3月5日	卒後3年目　内科（循環器）
⑧	2010年3月5日～3月29日	卒後4年目　心臓血管外科
⑨	2010年10月10日～11月1日	卒後3年目　内科（血液）
⑩	2012年2月10日～3月1日	卒後6年目　内科（消化器）
⑪	2016年2月29日～3月25日	専門看護師（集中治療系）
⑫	2017年3月20日～4月12日	卒後3年目　外科（消化器外科）

大学と提携関係にあった山形県立保健医療大学理学療法学科教授、伊橋光二先生（現、福島県立医科大学新医療系学部設置準備室教授）がクルーグマン医学部長に橋渡しをしてくれました。クルーグマン先生とメールのやりとりをして、彼の弟子にあたる新生児科のローゼンバーグ教授から承諾が得られました。

２００７年９月小児科の専門研修医を１か月間派遣しました。当時の事務局長、佐々木隆仁氏の強い勧めがあり、２人目の女性医師Ｋ先生が行っているときに私も渡米し、クルーグマン医学部長とお会いしてこの制度を継続していただくことを承諾していただきました。あわよくば姉妹病院の提携をしたいと思っていたのですが、軍の跡地に造られた広大なキャンパス内に当院のような規模の病院が９つも建っているのを見て、直ぐにおこがましい考えであったことに気づいたのでした。私にとり初めてのアメリカ大陸だったのですが、下手な英語にもかかわらず、クルーグマン先生は私の要望を聞いてくださいました。Ｋ先生は高校時代にイギリスに留学していた経験があり、自ら希望して麻酔科もローテーションしました。挿管もやらせてもらい、覚醒下脳外科手術などを最先端の医療を見学したのですが、帰国後小児科から麻酔科に転科しました。

一度医学部長を当院にお呼びしておけば関係は強固になると考え、２００９年に当院にお招きしました。６日間の滞在期間中に先生のご専門である「小児虐待」につき、当院、東北大学、山形県立保健医療大学で講演していただきました。日本で大きな社会問題となりつつあったこともあり、大きな反響を呼びました。その後、昨年度まで10名の専門研修医が研修の機会を得、平成27年度は専門看護師である門馬康介君が1か月間研修してきました。現在（平成29年４月）外科の佐藤将人先生が研修中です（図表１－４）。

私が最も嬉しく思うのは、卒業後計９年間（内５年間は僻地）県内で診療従事義務のある自治医科大学卒業生が、意気揚々とコロラド研修の土産話をしてくれることです。義務年限はあるものの、彼らが広い視野をもって日々の診療にあたり、義務年限終了後でもいいから、大学を含め広い世界で自分のキャリアを積んでいってもらいたいと思っています。

この制度の立ち上げは、当時の事務局長、佐々木隆仁氏の理解があったればこそ実現できたものと感謝しています。

コロラド大学医学部長・小児科教授　リチャード・デービッド・クルーグマン先生講演会要旨
演題名「子ども虐待～アメリカの現状と対策～」

（広報誌・あおやぎ　２００９年10月号）

はじめに

「子ども虐待」という病態に初めて目を向けたのは、クルーグマン先生の恩師、ヘンリー・ケンペ先生です。ケンペ先生こそ、子ども虐待に関するパイオニアといえます。クルーグマン先生が子供虐待を一生のテーマとするきっかけの1つとなったのが、このケンペ先生との出会いでした。ケンペ先生は『虐待されたこども症候群（The Battered-Child Syndrome)』という概念を初めて提唱されました。「こども虐待」には、「虐待」と「無視（neglect)」があります。「虐待」には身体的・性的・感情的虐待があり、「無視」には身体的・感情的・医療ケアー・教育上の無視があります。子ども虐待の頻度は、子どもの慢性疾患と比較しても少ないものではありません。医療人の役割は、虐待についての認識と報告・治療・予防そして主張です。

身体的な虐待について

病歴には、以下のような共通の特徴があります。病歴につじつまの合わないところがある、傷害に対する処置を求めることが遅い、子どもの世話をする人がストレスを抱えている、暴行の引き金となった

講演中のクルーグマン医学部長

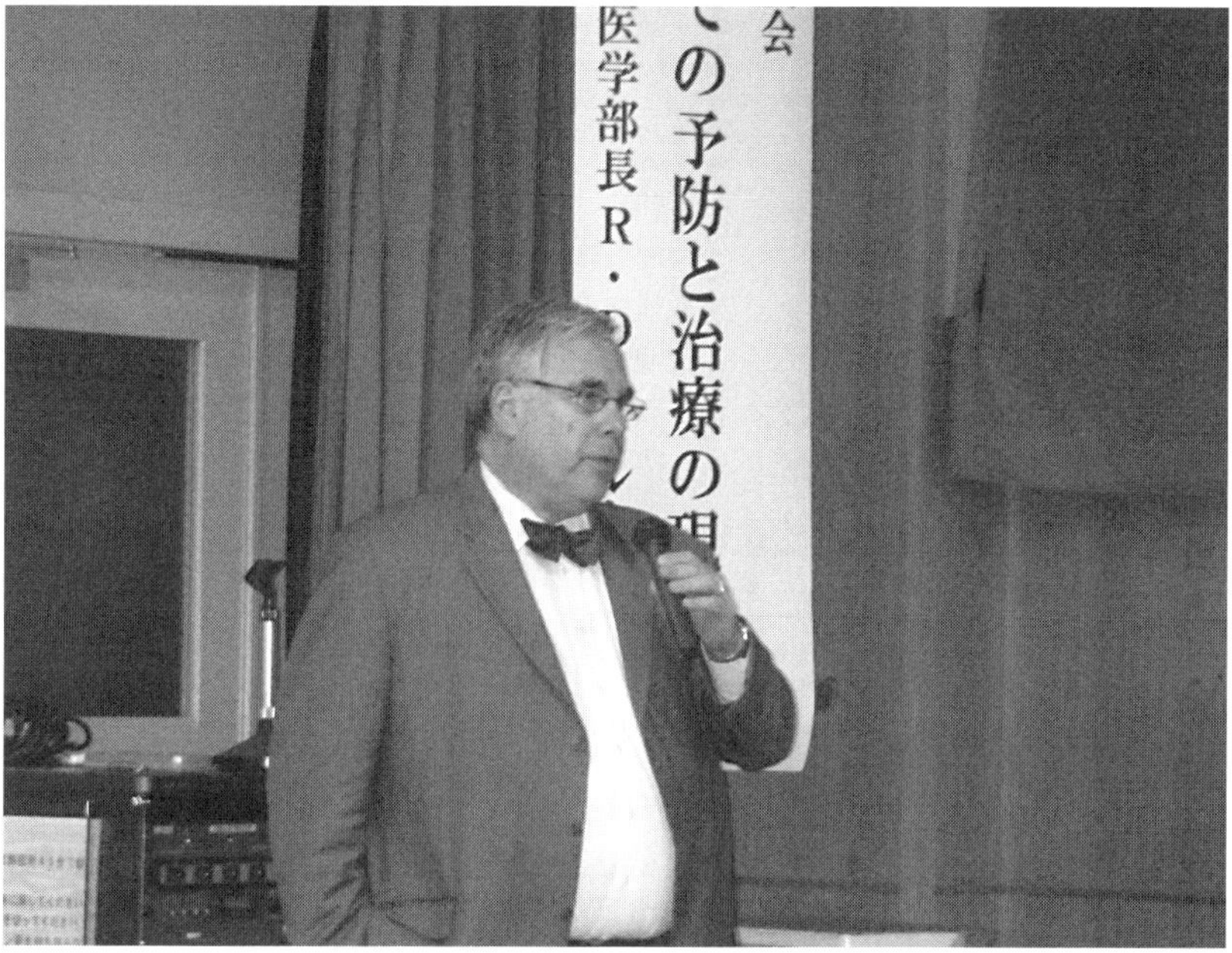

子どもの振るまいがある、虐待者には子ども時代に虐待された経験があるといったことです。さらに世話をする側が子どもに対して非現実的な期待を持っていたり、社会的に孤立していたり、傷害された子どもの治療のために一定の医療機関ではなく、あちこちの病院を受診する傾向があり、介入がなければ傷害の重症度は増大していきやすいのです。

私たち医療者は、虐待されている子ども、そしてその家族（虐待している側）とどのようにコミュニケーションをとったらよいのでしょうか。まず、患者さん、そしてその家族を敬うことが大事です。私たち医療従事者は、審判する立場にはありません。肯定的な会話から始めましょう。例えば、「御心配なのは分かります」「子どもさんを愛しているのが分かります」とかです。大人には穏やかにアプローチすることが重要です。例えば「わたしの子どももこのように暴れたものです。いらいらしますよね。」「私に何かお助けできることがありますか?」一方子どもとの会話は、虐待から意識を逸らせる会話から始めましょう。例えば「君のシャツ（帽子・人形 etc.）素敵だね」「いくつ?」などです。医療従事者は、自分の限界を知ることも大事です。あなたはひとりではありません。ひとりで扱おうとするのではなく、助けを求めることも重要です。最も重要なことは子どもの安全です。もし子どもがすぐにでも危険な状態にあるのなら、警察を呼びなさい。介入にあたっては、まっすぐで正直であることが大事です。「私は、アメリカの法律に基づき、少しでも虐待が疑われるケースであれば、報告するように義務付けられています」「だれかが、あなたの子どもさんを傷つけたのではないかと心配しています」「私は捜査はできません。そのためにそれができる機関に知らせなければなりません」などという言葉で宣言する必要があります。

ケンペ先生の言われた次の言葉は実に意味深いものがあります。『虐待する両親は、彼らの子どもをとても愛しています。しかし上手ではないのです。』

性的虐待について

子どもが性的虐待を受けていることを認識するには、そういう状況がありうることを受け入れることにかかっています。性的虐待について医学的に評価するためには、以下のことが重要です。病歴は最も重要です。反復する腹痛・尿路感染・遺尿や失禁・妊娠歴などです。身体的検査としてはバギナと肛門の外傷を見逃してはなりません。検査データとしては性感染症の把握が重要です。性的虐待を受けている子どもには行動の変化が表れます。睡眠障害（悪夢・恐怖）、食欲障害（食欲不振・過食）、引きこもり・自責の念・うつ・癇癪・攻撃的振る舞い・自殺願望・ヒステリー・過度の自慰行為などがそれです。薬物乱用や乱交・売春が関わり、さらに他の子どもに性的虐待を犯すまでに発展する場合があります。

予防について

身体的虐待を予防するには、両親に対する教育が重要です。看護師やトレーニングを受けた専門家による家庭訪問が有効です。低リスクの場合には、ボランティアの家庭訪問も有効です。また、子どもには虐待は悪いことである、ということを分からせる必要があります。看護師の家庭訪問により、低所得未婚の母親が関わる虐待・高リスクの思春期の子どもの家出の回数・逮捕歴は著明に減少しました。性的虐待については、子ども達への安全教育がある場合には有効でありますが、なかなか難しいものがあります。

虐待に対する科学的なアプローチ

マウスでの動物実験では、fosBとよばれる蛋白質の遺伝子が欠損すると、母親のマウスは、子どもの養育をしなくなることが明らかにされました。また小児性愛者は性的発達に重要であるとされる小脳扁桃の大きさが正常者に比べて小さいことが報告されています。最近、このような遺伝学を含めた科学的知見が報告されるようになってきました。

小児虐待は、「社会問題」ではありません。これは健康上の問題（Health Problem）であり、今後、科学的に解明されていかなければならない問題なのです。

研修医教育

研修医には、初めに心構えを説くことも重要です。４月初めの辞令交付の後に研修医に向けて話すのが、ある事務職の話です。

「彼は中学校での成績は優秀だったのですが、公立高校の受験に失敗し、私立大学付属校の特進科に進学しました。在学中の成績は抜群で本校の医学部に推薦で進学できることになりました。推薦といえども、入学金、授業料は払わなければなりません。ある夜、彼は父親に呼ばれ「家の経済状態では医学部に進学させてやれない」と告げられたのでした。彼は、〝親父につらいことを言わせてしまったな〟と思ったそうです。そして大学進学をあきらめ県職員となりました。数年前まで当院の総務課職員として教育研修部も担当し、私とともに研修医集めに尽力してくれました。君たちが病院ガイダンスで見た病院紹介の動画も彼が作ってくれたものです。医者になれた君たちは、そういう人たちが周りにいることを忘れずに人のために尽くして欲しい。」

オリエンテーションのときに渡すのが、「研修医に望むこと（図表1-5）」と「臨床研修プラクティス」という研修医、医学生向け医学雑誌に寄稿した記事の写しです。研修が有意義に、楽しく進められるような経験に基づいた実践的なヒントを記載しました。研修医の皆さんは、是非ご一読下さい（本章末

図表1－5　研修医に望むこと

服装・身だしなみ
患者さん（病める人）・家族に接するのに適当な服装
清潔に（爪・髪の毛）
院内ではジーパン・Tシャツ（白衣をとうして透けて見える）は不適当
髪染・香水・整髪料は常識の範囲内で
すぐに急患室に走っていける履物
（靴またはスニーカー、院内専用に。サンダルは不可）
言葉使い・態度
患者さんはほとんどの場合、人生の先輩です。
（小児科でも、付き添いの親は、人生の先輩）・・・ふさわしい言葉使いを
高齢者でも名前で呼んで下さい。
おじいさん（じいちゃん）・おばあさん（ばあちゃん）は不適当。
指導医が使っている言葉使いでも、研修医としては適当でない場合もあります。
患者さんの回りには、心配し、悲しんでいる家族がいることを忘れないで下さい。
「なんとかしてやりだけれど、自分には何にもできない。お医者さんを信用して頼るしかない。」とすがる思いでいるはずです。
診療の心構え
ベッドサイド・ティーチングを大事にしてください。患者さんをよく“診る”ように。
視診・触診・聴診、とにかく患者さんに触れて下さい。
・・・一生懸命さは患者さん・家族に伝わります。
質問された時には、指導医と異なることを言わないように気を付けて下さい。

分からないとき、相談してから答えた方が良いな、と判断した時は、

「分からないので〇〇先生に聞いてきます。」と答えた方が良い。

医者によって言うことが違うと、信頼を損ねます。

“信頼を築くのは、容易でありませんが失うときは一瞬です。”

協調性
医師はもちろん、院内の医師以外の職員、医療従事者はもとより、嘱託職員（ニチイ学館・クラーク・守衛さん・清掃会社を含め）仲良くしてください。ほとんどの職員も人生の先輩です。基本は“あいさつ”。

医師以外の職員から好かれる研修医は、間違いなく良い研修ができます。

守秘義務
医師として、公務員として、病院内のことでプライバシーに関わることは、話してはいけません。たとえ夫婦間でも。

大事なことは、他の患者さんがいないところでお話しする。

患者さんは弱い存在です。“思いやりの心”で接して下さい。

充実した研修ができますように、教育研修部一同でサポートします。

何でも相談して下さい。

平成24年4月3日
教育研修部担当副院長　　後藤敏和
教育研修部長　　飯澤　肇
教育研修部一同

に記載）。

多くの研修医をマンツーマン指導した経験から、指導医の先生方にもアドバイスしたいと思います。研修医は能力にも違いがあり、また1人ひとり個性があります。しかしマッチングという制度を通し、自分の病院の研修医として受け入れたからには、しっかり指導する責務があります。当院では内科においては研修医が指導医を逆指名するという、私が考えたおそらく日本中の病院で唯一のシステムがあります。指導医として選ばれれば、意気に感じ、伸ばしてやりたいと思うものです。2年間の研修が終わるころ、投票によりベスト指導医を選んでもらっています。3位まで選ばれた指導医は、4月の花見の会で副賞の図書券を添えて表彰し

ています。

研修医は大きく分けて３つのクラスあります。２週間観察していると分かってきます。最も能力のあるクラスは言えば通じるクラスで、指導医が言葉で言うだけでしっかりやることをやります。次は言っただけではだめで、やるべきことを紙に書いて渡せばこなすことができるクラス。最後は、何でも一緒にやってあげないとしっかり出来ないクラスです。また研修医の伸び方にも個人差があります。最初から何でも吸収していく研修医もいれば（こういう研修医は指導医や上級医のやることを、言われなくともしっかり観察しているものです）、途中から何かをきっかけにぐんと伸びる研修医もいます。広い診療分野をカバーする内科では先行きが心配された研修医でも、専門研修でクラインや内科の一分野を選択し立派に成長していく者もいます。

指導医は研修医１人ひとりを長い目で見守っていく必要があります。大事なことは患者さんの前では研修医といえども「○○先生」と呼ぶこと、そして患者さんや家族の前で注意したり怒ったりしないことです。研修医が医療事故を起こさないようにも気を配る必要もあります。やらせた医療行為がうまく行えず限界と感じたら、プライドを傷つけないように気を配りながら手を代わる必要があります。

〝面倒をみてもらった〟と思ってくれている研修医が、一人前になり再び病院に帰って来たとき、大きな力になってくれます。たとえ自院に戻って来なくても、いろんな場面で力になってくれます。

ＪＣＥＰ（ＮＰＯ法人卒後臨床研修評価機構）受審

平成19年に臨床研修を評価する機構、ＪＣＥＰ（ＮＰＯ法人卒後臨床研修評価機構）が設置され、いずれ受審が臨床研修指定病院の要件になると言われました。当院では平成24年10月に病院機能評価Ver.6の受審予定でしたが、退院サマリー完成率等、重なる要件が多く便乗するのが得策と考え、同年11月に受審することとしました。それに先駆け、審査が如何なるものかを探るには自分がサーベイヤーになることが一番手っ取り早いと思い立ち、講習を受けＯＪＴを経てサーベイヤーの資格を取りました。ＯＪＴは東邦大学附属大橋病院でしたが、さすがに伝統ある大学病院だけに臨床研修体制はしっかり整っており、医療安全に関する資料等、同院の資料は大いに役に立ちました。同院を真似して、「医療安全ポケットマニュアル」を急遽作成し研修医に配布しました。認定期間としては最短ですが、２年間の認定を得ることができました。わずか半年間の準備期間でしたが、病院機能評価に便乗したのが成功のもとでした。平成26年に２回目の受審を受け、飯澤　肇部長の尽力で４年間の認定を得ることができました。

医師確保には常日頃の努力が欠かせない

大学の先生方からの研修医講義の立ち上げ

医師確保は院長の大事な仕事の１つです。私は結局のところ、病院はソフトだと思っています。人材のプールは何といっても大学です。大学医局との関係を普段から密にしておく必要があります。当院は私より以前の卒業生までは大学紛争の影響から、内科と外科の医師は当院で研修後医局に属さずそのまま当院のスタッフとなられた先生方が多く、私のように大学医局で学位を取得した後に赴任する医師は少数派でした。医学の専門化、細分化が進み、これからの医師確保は自前で養成するだけでは困難で、研修終了後は大学医局などで研鑽を積む必要があると感じていました。平成18年副院長になった年に、小田隆晴新院長の賛同を得て、大学の先生方を外部講師として招いての「研修医向け講義」を立ち上げました。平成18年度は14名（図表１－６）、平成19年度は15名の先生方をお呼びしました。新臨床研修制度が始まって以降、入局する医局員の数が減少し、どの医局も人手不足に苦しんでいました。お誘いすると「無報酬でもいいから講義させてもらいたい」と言われました。

教授をお呼びしたときには、自室で「是非先生の教室から医局員を派遣していただきたい」とお願いするのですが、私の部屋には目立つところに研修医の顔写真と名簿が貼ってあります。それをみると大抵の教授は目の色が変わります。「この病院、こんなに研修医が多いんですか」と。私は、「そうなんです。○○君と○○さんは、○○科志望で、初期研修終了後の行先を思案しています。入局を働きかけて下さって結構です。懇親会にも来ますから」とさりげなく入局する可能性のある研修医がいることをアピールします。

図表１－６　外部講師による研修医向け講義（平成18年度）

	日　　時	演　　者	演　　題
1	6月8日	東北大学大学院循環器病態学: 下川　宏明　教授	東北大学循環器内科における先端医療開発研究と診療
2	7月7日	愛知医科大学腎臓・膠原病内科: 今井　裕一　教授	「輸液ができる」 「酸塩基平衡のウラワザ」
3	9月22日	聖マリアンナ医科大学血液・腫瘍内科: 三浦　偉久男　教授	第一部：染色体異常から造血器腫瘍を紐解く 第二部：「染色体検査報告書」解釈 目の前の報告書をどう解釈するか
4	9月25日	山形大学第2内科: 河田　純男　教授	消化器疾患の病態解明と新しい治療法の開発をめざして
5	10月2日	東北大学病院肝・胆・膵外科: 海野　倫明　教授	外科医のキャリアパスを考える
6	10月13日	山形大学第1内科: 久保田　功　教授	山形大学第１内科での研究テーマ
7	10月20日	新潟大学第1内科(循環器・血液): 相澤　義房　教授	循環器疾患の医療と医学からのメッセージ
8	10月27日	新潟大学第2内科(腎・膠原病): 下条　文武　教授	腎生検から腎移植まで: 腎・膠原病内科専門医への道
9	10月30日	山形大学放射線腫瘍学分野: 根本　建二　教授	放射線治療の最近の進歩
10	11月6日	秋田大学第3内科: 澤田　賢一　教授	第一部：初診で診る貧血と治りにくい貧血 第二部：造血幹細胞から見えるもの
11	11月20日	山形大学　第3内科 加藤　丈夫　教授	山形大学・第3内科での研修及び研究
12	11月24日	東北大学創生応用医学研究センター 先進医療開発部門遺伝子医療開発分野: 西條　康夫　教授	最近の肺癌診療について
13	1月9日	東北大学腎・高血圧・内分泌分野: 伊藤　貞嘉　教授	心腎相関の臨床と研究
14	3月9日	東北大学遺伝子医療開発分野: 松原　光伸　助教授	臨床に必要な血尿・蛋白尿の解釈と尿細管機能の基礎概念

病院の規定による研修医向け講義の謝金は極めて安く、お呼びする先生方には気の毒でした。当時、製薬会社の景気がよく、私のところには、研究会を協賛させて欲しいという申し出が数社からありました。各々に協賛の製薬会社を付けて「山形最先端医学研究会」「症例から考える高血圧勉強会」「症例から考える循環器勉強会」という3つの研究会を立ち上げました。当院で研修医向け講義をしてもらった後に、製薬会社協賛の開業医向けの研究会で特別講演をしてもらいます。そうすると製薬会社から講演料が出て、宿泊の手配、送り迎えもしてくれるので大変ありがたいのです。特別講演終了後、情報交換会に顔を出していただいた後は、私たち主宰で懇親会を開催します。入局の可能性のある研修医も参加させ、教授の脇に座らせます。教授の先生方はこれを一番喜び、時にはその場で入局が決まることもあります。大抵の教授は、

「若い医師を入局させてくれれば、医師を派遣します」と言ってくれます。私の方は「常勤医がいればこそ、研修医もこの分野の面白さが分かり入局者が増えると思います」と切り返します。そして事実そうなのです。その後も平成20年度8回、21年度4回、22年度8回、23年度1回（東日本大震災の影響で回数減）、25年度7回、26年度9回、27年度7回、28年度5回開催しています。

私は7年間大学に在籍した自分の経験から、医師は一度は大学で研究生活をするべきと考えており、自治医大卒業生を含め入局することを勧めてきました。研修終了後入局した医局から医師を派遣してもらい、継続して入局者がいてさらに医師を増やしてもらう、そうしたサイクルが出来上がれば恒常的に医師を派遣してもらえるようになります。私が副院長・院長でいた期間に、山形大学から腫瘍内科、小児科（復活）、小児外科、感染コントロール、東北大学から循環器内科（復活）、小児外科、麻酔科、呼吸器内科、新潟大学から形成外科（復活）と8医局から新たに常勤医師を派遣していただきました。

教授が医師派遣を決定するときに重要なのが〝この病院は若い医師にとり勉強になるか？　キャリアを積めるか？〟ということです。ただの労働者になるのであれば、若い医師にとり何のメリットもありません。そういう意味で専門医の認定施設になっていること、しっかりした指導医がいること、学問的に業績を上げていることが重要です。医局と良い関係を築いておくことも大事です。医局に在籍したことのある医師には、医局の行事には必ず顔を出すように指導してきました。某大学の教授から、「10年以上医局に顔を出したことがなかった当院の医局ＯＢが、先生が院長になってから、突然医局行事に来るようになった」と感心されたことがありました。スタッフとなっている医師は、自分が母校医局と研修医との懸け橋という役割も有していることも認識するべきでしょう。

研修医ＯＢ・ＯＧ会の創設

当院では多くの優秀な医師が研修を終了し、その後、大学や他の病院で活躍していますが、このままにしておく手はないと考え、平成17年に研修医ＯＢ・ＯＧ会を立ち上げました。これまで３回、総会（第１回：平成17年５月21日参加者63（院外26、院内37）、第２回：平成21年10月24日、78（院外33、院内45）、第３回：平成26年８月23日、51（院外24、院内27）名）を開いています。

研修医ＯＢ・ＯＧの中から優秀な医師を引き戻すことと、研修医が研修終了後の進路を決定するのに、先輩から情報収集できる機会とするのが目的です。研修医ＯＢ・ＯＧの中から10名当院に戻って来て中堅スタッフとして活躍しています。所謂一本釣りは決して行わず、必ず医局の承諾を得て円満に赴任していただくことにしています。そういう意味でも、特に研修医ＯＢ・ＯＧが入局している医局とは普段から良い付き合い方をしておく必要があります。

ＪＣＥＰ受審の際に〝研修医ＯＢ・ＯＧ会〟なんて持っている病院は他にない〟と感心されました。私を〝先生は医者を連れてくる名人だね。〟と簡単に評する方がおられますが、これまで記載したように、医師獲得は一朝一夕になるものではなく、大学医局との関係を大事にしながら常に努力をしてきた結果と考えています。私が所属した東北大学医学部軟式庭球部の先輩、後輩は優秀な人材が多く、何人かは東北大学、山形大学などの教授になっており、大いに力になっていただいたのでした（「人には親切にしておくものだ、東北大学医学部軟庭部教授人脈」参照）。

病院運営の重要な要因である医師集めは、研修医集めから始まったのでした。

「人には親切にしておくものだ」—東北大学医学部軟式庭球部教授人脈

（山形良陵　第44号　平成25年10月15日）

山形県立中央病院　院長　後藤敏和

平成18年に副院長になった。東北大学の教授の先生方にご挨拶に行くようになったのは、平成23年に病院事業管理者が代わり、管理者、当時の小田院長の先導役としてお供した時からである。私は学生時代、医学部軟式庭球部に所属し、勉強そっちのけで軟庭（今では、ソフトテニス）に明け暮れしていたが、部の先輩や後輩が教授となっておられた。この4月から院長に就任、4月中に山形大学教授への挨拶を終え、5月、3日間通って東北大学の教授の先生方に挨拶回りをした。

耳鼻咽喉科の小林俊光教授は、昭和44年入学、50年卒、私の１つ上の学年である。当時軟庭部は人数が少なく、小林さんは3年生頃に軟庭部に引き入れられた。卓球の経験者であったが、後衛で足が速く正確なコントロールが持ち味で、入部と共にレギュラーとなった。昭和44年は東大の入試が中止された年で、この年に入学された先輩方には優秀な人材が揃っていた。学生運動でも激しい人が多かったが、小林さんはクールでいつも穏やかな笑みを浮かべているような人であった。「本当に優秀な人は、背伸びする必要がないんだな」と思ったものだった。卒業と共に耳鼻科に入局され30歳代で長崎大学の教授に就任し、その後母校に呼び戻された。２年前の挨拶の時には、久しぶりの再会であったが、学生時代の表情のまま、穏やかに迎えて下さった。違っているのは頭を剃っておられることだった。小林さんはなぜか定年前の今春退官され、今年お会いできなかったことは残念である。

医化学の山本雅之教授は、2年前は研究科長、医学部長を務められていた。彼は昭和48年入学、その年は6~7名の新入部員が入部したがほとんど未経験者だった。彼も大学から軟庭を始め、決してセンスが良いとは言えなかったが、よく練習した。試合中にミスすると、「悪い悪い」、と顔の前に手を立てて後衛に謝っていたが、決して悪びれなかった。6年生になるとけっこう様になっていた。彼は医化学に進み、奇しくも私の筑波大学内地留学時代の恩師、村上和雄教授から筑波大学教授として招かれ、立派な業績を上げた。10年後、研究科長として東北大学に呼び戻された。今春、挨拶に伺った時には、彼は震災後立ち上がった東北メディカル・メガバンク機構の機構長の要職にあった。腎臓のエリスロポイエチン産生細胞を同定し、ひと月に論文を30報書いた、と話してくれた。数日後、新聞でも大きく報道された。東北大学医学部でノーベル賞に最も近い人だと聞く。是非受賞してもらいたいものである。

小児外科の仁尾正記教授は、昭和56年卒業、軟庭経験者でキャプテンを務めた。後衛で、早いボールを打った。私は当院の研修医集めの目玉にすべく、２００７年にコロラド大学を訪問し、後期研修医のコロラド大学での短期研修制度を立ち上げた。関係を強固にすべく、２００９年に同大学医学部長、クルーグマン教授を山形にご招待した。「小児虐待」の世界的パイオニアだった。当院で医療従事者向け、隣の保健医療大学で一般向けの講演会を企画した。来日の少し前、東北大学病院のモールになっている廊下で、東北大学小児虐待防止委員会の張り紙を見つけた。委員長、仁尾正記と記載してあった。これは好都合、早速仁尾教授に電話し、東北大学でも講演させてもらえるようにお願いした。彼は快く引き受けてくれた。東北大学での講演も、彼が聴衆を動員してくれていたためか、極めて盛会でクルーグマン先生も満足して下さった。仁尾教授は同級生である山形大学の貞弘光章教授と相談し、当院に小児外科を新設するきっかけを作ってくれた。

乳腺外科、大内憲明教授は昭和53年卒、現在研究科長、医学部長である。山本教授に引き続き、軟庭部出身者が2代続いて医学部長を務めていることになる。彼とも一緒に練習したが、私が現役の時にはあまりまじめに練習に来ていた記憶がない。口数の少ない静かな男であった。医学部長室で新澤病院事業管理者とご挨拶申し上げた。彼は医学部長らしく、東北地方に若い医者を定着させるべく、現在の入試制度、研修制度について自論を披露してくれた。学生時代と反対に、私はかしこまって承っていた。

軟庭部ではないが、画像診断学分野、石橋忠司教授は昭和53年卒業、下宿の後輩である。私が６年生の時に同じ下宿の住人となった。穏やかな人であった。彼は、東北大学のＡＩ（Autopsy Imaging）センターの所長でもある。東北大学では法医解剖をする症例にＣＴ検査を施行し年間200例、累計で700－800例の実績があるという。ＡＩを要請されている当院としては、貴重な情報を得ることができた。今になって悔やまれるのは、同じ下宿の住人だったとはいえ、私は６年生の９月までは軟庭に明け暮れたおかげで卒業が危うくなり、10月からは寸暇を惜しんで勉強せざるを得ず、彼とは酒飲みなど親しく付き合ったことがなかったことである。

内部障害学の上月正博教授は、昭和56年卒、山形東高、東北大学の後輩で、当院循環器内科で後期研修をしている。１年間おなじ医局（旧第2内科、阿部圭志先生門下）に在籍した。頭脳明晰で何れ教授になる人材と感じていたが、その通りになった。同郷で経歴も共通しており、副院長になる前から顔を出しているが、私の院長就任を大変喜んでくれた。大学の情報を提供してくれるありがたい後輩である。

院長になり、大学に医師派遣を依頼する立場となって、つくづく思うのである。「人には親切にしておくものだ」と。「○○があんなに偉くなるんだったら、もっと面倒を見ておくんだった」と、悔やんでいる院長は私だけではないのである。

軟庭部の後輩はじめ教授になった先生方は、テニスの練習には厳しく、決して面倒見が良かったとは言えない先輩の新米院長を快く迎えて下さった。ありがたいことである。

＊　　＊

研修医に望むこと

（臨床研修プラクティス、先輩医師から新人研修医へのワンポイントアドバイス（2007年～2008年）より）

山形県立中央病院　後藤敏和

○聴診器をあてること（スキンシップ）の大切さ（vol.4 no.9 2007）

ある日の外来に、退院して半年経った患者さんが来院しました。関東地方在住の60歳代前半の男性で、9カ月前に法事で山形に来ているときに、急性大動脈解離を発症して当院に搬送され、緊急手術で一命を取り留めた患者さんでした。手術後、乳び胸になりましたが、幸い治癒し、3カ月ほど入院した後、無事に退院されました。その後は、紹介先の自宅の近くにある私大の付属病院で診てもらっているはずでした。その日は、私の外来を予約したうえで、診察を受けるためにわざわざ山形までいらしたのでした。

診察室にて、いつもの型どおり、胸背部の打聴診、腹部の触診・聴診、大腿動脈の触診さらに血圧測定を行い、とくに異常所見を認めず、「外から診ては変わりありません。」とお伝えすると、「ああよかった。変わりありませんか、安心しました。」と大変喜ばれました。あまりの安堵ぶりにいささかびっくりしていますと、患者さんは続けて、「聴診器あててもらうの半年ぶりです。」とおっしゃるのです。紹介先の医師は、診察室に入るなり顔もろくに見ないで、「変わりありませんね。」と聞くと、あとはコンピューターに向かい投薬や次回の予約をするだけなのだといいます。また血圧も診察室の外にある自動血圧計で測定するだけなのだそうです。私もいささかあきれましたが、意外とそれが今の医療の現実なのかもしれない、とも思いました。私が開業医に紹介した後、〝どうしても行きたくない〟と戻ってくる患者さんの理由の大半は、〝あの先生は、聴診器をあててくれない〟というものだからです。大動脈解離の予後をみるなら、CTは必須でしょう。聴診器などあててもよほど大きな変化がなければ、大した診断価値もないかも知れません。しかし、CTを毎回やるわけにはもちろんいきません。患者さんは毎回、医師に診てもらい（聴診器をあててもらい）〝変わりありません。〟と言ってもらうことにより、安心が得られるのです。どこかしこの病院でも、コンピューターによるオーダリングシステムが取り入れられ、運用によっては医師の業務量が増加し、結局は診察というもっとも大事な行為がなおざりにされてきているのだと感じます。しかし、若い医師、とりわけ研修医は、どんなに忙しくても、患者さんを〝診〟なくてはいけません。それにより、ベッドサイドでの診断能力が身につくし、患者さんとの信頼関係が築かれるのです。

○高齢者でも〝名前〟で呼んで（vol.4 no.8 2007）

現在は高齢化社会、小児科を除いては、どの診療科も高齢者であふれています。高齢者に対しては、どうお呼びすればよいでしょうか。〝名前〟をお呼びするのが原則です。「○○さん」と名前でお呼びしましょう。差し控えたいのは、「おじいさん（おじいちゃん）」、「おばあさん（おばあちゃん）」とお呼びすることです。このような呼称は、もうかなり年を取っており、いつでもだれかれと無くそう呼ばれている方にだけしか通用しないと思ってください。かなりの高齢者でも、自分が「おじいさん」、「おばあさん」と呼ばれることに抵抗をもっている方は大勢おられます。とくに、まだ社会で現役で働いておられる方、今は退いているけれども、かつては社会的に高い地位で働いていた方は、そういう呼ばれかたに嫌な感じを持つものです。年齢の区別なく、名前でお呼びするのが一番問題を起こさない呼び方です。ちなみに当院では、外来患者さんを診察室にお呼びする時には、個人情報保護の意味から、名前ではなく、その日の受付番号でお呼びしております（例：A25番の方、診察室5番にお入り下さい。）。

○患者さんの話は、時には座って聞きましょう（vol.5 no.2 2008）

日々の回診では、患者さんのお話をベッドサイドでお聞きするわけですが、私たち医師は、立ったまま話を聞きがちです。とくに忙しくて、やらなければならないことがいっぱいあって、〝早く切り上げて次の仕事に移りたい〟と思っているときには、患者さんの意向に関係なく立ったまま話を聞いています。そして、気持ちは態度に表れてしまうものです。かく言う私なども、もう半分患者さんに背を向けて（部屋を出ていく準備の姿勢で）お話を聞いている場合もあります。患者さんが、〝今日は、先生にしっかり話を聞いてもらわなくてはならない〟と思っているときには、こういう聞き方では患者さんに不満を残してしまいます。じっくり話を聞く必要があるときには、座って話を聞きましょう。〝座って話を聞く〟ということは、〝あなたの話をじっくり聞きますよ〟という意思表示なのです。また、立って話を聞くと、医師の顔は患者さんの目線からは上になってしまいます。座って話をお聞きすれば、目線が同じ高さになり、患者さんにとっては、とっても話しやすくなります。どこの病院でも、オーベンは働き盛り、忙しくて、患者さんのお話をじっくり聞くということが、なかなかできないものです。そんな時、研修医がよく話をきいてくれると、〝若い先生は、よく話を聞いてくれる〟と、患者さんには喜んでもらえるし、評価があがるというものです。オーベンにとっても、自ら話を聞かなくても、研修医から報告を受けたり、カルテの記載をみることで患者さんの伝えたいことが分かるので、すごくありがたいことなのです。

さて、一方では話が極端に長くなる患者さんがいます。躁鬱病の躁期や不安を抱えている患者さんなど、精神的に問題がある患者さんにありがちです。話し出すと、くどくどと際限なく話し続けます。文脈が途切れず、なかなか話の腰を折れません。いつまでも付き合っていたら仕事になりません。そんな時、患者さんの気分を害さずに切り上げるには、どうしたら良いでしょうか。簡単なのは、「今から、予定の検査がありますから、（あるいは急患が向かっていますから）残りの話は明日聞きます（紙に書いて置いておいてくれますか）」とお願いすることです。奥の手は、病室に回診に行く前に、看護師さんに「10分経ったら、呼びに来て」あるいは「ポケベル（ＰＨＳ）鳴らして」と頼んでおくことです。そして患者さんには、「急患が来てしまいました。すぐ行かなくてはなりませんので、すみません。また、あとでうかがいます」と言って出てくることです。多少のうしろめたさはありますが、1日の限られた時間を有効に使うためには、そういう方便を臨機応変に使い分けていくことも大事なことなのです。

○「ちょっと、黙って」と言う代わりに（vol.4 no.7 2007）

聴診器をあてているときに、患者さんが話し出すことがしばしばあります。そんな時、あなたならどうしますか。

一番簡単なのが、「ちょっと黙って」とか、「今、お話ししないで」とか、「静かに」とか、言うことでしょう。しかし、何となく威圧的で、雰囲気が悪くなります。そんな時は、「はい、大きく息を吸って」とまず言って、患者さんがその通りにしてから、そのあとで「はい、普通に息をしていて下さい」と言うと、ほとんどの患者さんは、お話しするのを止めてその通りにするものです。患者さんも、〝あっ、先生は、わたしの胸の音聞いていたんだな、話し始めて邪魔しちゃったかな〟と思ってくれるし、また医師の方としても、聴診を中断されずに診察がスムーズにはかどります。雰囲気も壊れることがありません。そして、聴診器をはずしたら、「いま、何をおっしゃりたかったの」と聞いてあげれば、人間関係は万全です。私は31年前、現在勤務している病院で2年間研修医生活をしました。このやり方は、当時の副院長であった熱海　明先生（「山形、熱海式」という胃の透視の機械を発案して有名な先生でした）の総回診にくっついて指導を受けたときに教わったことです。私もその後、31年間ずっと実践しています。マンツーマンで指導する研修医にも教えてきました。みなさんにも、お勧めします。きっと役に立ちます。熱海先生は、それから数年後院長になられましたが、在職中に癌でお亡くなりになりました（合掌）。

○質問されたときには？（vol.5 no.3 ２００８）

研修医や学生は、患者さんによく質問されます。患者さんにしてみれば、指導医に対しては何となく遠慮があったり、おっかなかったりして聞きづらいことでも、研修医や医学生には質問しやすいのでしょう、何でも気軽に質問してくる患者さんがいます。とくに女性の患者さんは、男性の指導医には言わないようなことでも、女性の研修医に対してはうち明け話をしたり質問したりします。そんな時にはよほど注意してお話しして下さい。ごくありふれた、例えば、〝コレステロールの正常値〟とか、〝高血圧患者に勧められる塩分摂取量〟とかは、覚えていれば答えてかまわないのですが、〝前医では何故発見できなかったのか〟〝なぜ、なかなか病気がよくならないのか〟〝あとどのくらいもつのか〟など、現在の病態・疾患の原因・予後などについては気を遣う必要があります。とりわけ、悪性腫瘍の患者さんには注意する必要があります。患者さんにとって、一番混乱するのが、〝医師により言うことが違う〟ということです。指導医の言うことと、研修医の言うことが違っていては、どちらの医師の言うことを信用したらよいか分からなくなります。医師不信にも陥る可能性があります。もし分からなければ、「分からないので、○○先生に聞いておきます。」とか、「調べて明日お答えします。」とか返答したほうがずっと良いのです。また、たとえ分かっていても、〝○○先生は患者さんに何と言っているのか、確認してからの方が良いな〟と感じたときには、あえて答えない方が良い場合があります。研修医の余計な一言のために、指導医が何年もかかって築いてきた信頼関係が、一瞬にして失われることもあるのです。信頼関係を築くことは難しく、失うのは簡単です。

○研修医の武器は機動力（足を使え）（vol.5 no.1 2008）

君たち研修医が、指導医よりも優れている点は何でしょうか。医療技術や経験では、かないません。患者さんとのコミュニケーションのとりかたも、おそらく指導医の方が上手でしょう。研修医が明らかに優れている点、それは機動力です。31年前、当院で研修を開始したとき、指導医（横山紘一先生、3代前の当院院長）は〝足を使え〟といったものです。朝のカンファランスでの症例呈示、病棟回診、途中で急患診療、結果を待つ間にまた病棟回診、結果が出たので急患室に戻り入院または帰宅の指示、病棟に戻って新入院患者のアナムネ聴取…、何とあちこちを行ったり来たりしなくてはならないことでしょうか。しかも同時に多数の仕事を並行してこなさなくてはなりません。学生時代の試験勉強とは、まったく違った忙しさです。このような仕事をこなすのに必要なものは、機動力です。この点については、指導医は君たち若い研修医には絶対かないません。私も40歳を過ぎたあたりから、体力にはまだ自信があるのですが、機動力が落ちていくのを感じました。君たちには、その機動力があるのです。足を使って病院中を動き回れば、1日に経験できることがそれだけ増えることになります。「午後から、○病棟で○○○の手技をやる」と研修医仲間から聞きつければ、行って見学するなり、手伝わせてもらえばいいのです。時には、やらせてもらえるかもしれません。

また、要領よく仕事をこなすには、優先順位をつけることも大事です。今すぐやらなければならないことは何か、後回しにしてもよい仕事は何か、常に考えることです。かつて私がマンツーマンで指導した研修医に患者さんの話をよく聞いてくれる女性の研修医がいました。よく話を聞いてもらえるので、患者さんにはすこぶる評判がよいのです。患者さんの話を聞き始めると、40分間も病室から出てきません。

笑顔で相づちをうちながら、いつまでも相手になってあげています。これでは、ほかの仕事がつかえてしまいます。事実、彼女の退院サマリー記載はいっこうに進まず、貯まる一方でした。基本は、日中は〝足を使っていっぱい患者さんを診る・多くのことを体験すること〟で、夜は〝昼間疑問に感じたりしたことを勉強すること〟です。今日1日、何をしたか、研修日記をつけるとよいでしょう。私も、朝、午前、午後、夜とそれぞれ何をしていたか、日記をつけていました。皆さんもぜひやってみてください。最後に一言、〝若い〟ということは、既にひとつの価値なのです。今春も当院には13名の前期研修医を迎えました。若い人が院内をうろうろしているだけでも病院の雰囲気が変わります。活気が出てくるのです。年寄り（本当は高齢者と言うべきか）の患者さんは、若い先生に診てもらうだけで元気になります。君たち研修医から、若いエネルギーをもらうのです。どうか明日も、自信を持って〝足を使って〟がんばって下さい。

○病室の問題（いびきとプライバシー）（vol.4 no.12 2007）

聖路加国際病院の病室は、全室個室だと聞いています。当院のような地方の公立病院はそうはいきません。４人部屋が標準です。病院によっては、６人部屋、８人部屋もあります。そんな病院で、同室の患者同士の人間関係がうまくいかなくなる最大の原因は、〝いびき〟です。皆さんも合宿や遠征などで、仲間のいびきに苦しめられた経験をもっているでしょう。入院して、同室者にいびきのひどい人がいれば、その苦しみは退院するまで毎晩続くわけです。しかも、いびきをかいて迷惑をかけている方は、たいていの場合、自分が迷惑をかけていることに気付いていません。朝になって謝るわけでもありませんから、迷惑をかけられている方は、余計に腹が立つわけです。ですから、当院の売店には（おそらく他院でも）、いびきの被害防止用に高性能の耳栓がおいてあります。

次に問題となるのが、お節介な患者さんです。「あなた、どこ悪くて入院したの?」と平気で同室者に聞いてくる無配慮な患者さんがいます。自分の病気を聞かれたくない患者さんにとっては、大きな迷惑です。悪性腫瘍の患者さんなどにとっては、ことさらです。そんな、他人のことに興味津々でいる同室者がいるところで、プライバシーに関わる話をしたら大変です。大事なこと・プライバシーに関わることは、他の人がいないところでお話ししなくてはなりません。「面談室にいらして下さい。」あるいは、「10分後、ナースステーションにいらして下さい。」と言って、他の患者さんがいないところでお話ししましょう。そうすると、ふだんは忙しくて回診が夜になるような私のような医者でも、「ああ、先生は、私のことをしっかり考えていてくれていたんだなあ」と理解してくれるものです。

さて、売店で売っている耳栓、本当に高性能です。個人の外耳道の形に応じて変形し、しっかり密着し、ほとんど何も聞こえません。私は、忘年会の時など、旅館に宿泊する時には必ず持っていきます。自分でもいびきがひどいので、同室となった人にお渡ししています。そして自分でも耳栓をして寝ます。効果抜群です。

「大事なことは、他の患者さんのいないところでお話ししなさい。」今回書いたことは、すべて、31年前、私の指導医であった横山紘一先生（３代前の当院院長）に教わったことです。

◯守秘義務は、夫婦・家族の間でもある（vol.5 no.5 2008）

〝話したいことを黙っていること〟は、〝話したくないことを話さなければならないこと〟よりも難しいことかも知れません。医師・医療従事者には、〝守秘義務〟があり、仕事上で知り得た患者さんのプライバシーに関わることを、他人に話してはいけない、という法律があります。夫婦の間、親子の間でも同じです。病院であったことを家に帰ってから何でも話してよいわけではありません。たとえ配偶者でも、両親であろうとも、プライバシーに関わることは話してはいけないのです。〝うちの親に限っては、よその人の話をしたりはしないだろうから、話してもよいだろう〟などと考えてはいけません。とくに医師になりたてのうちは、毎日の体験はほとんど全てが初めての体験であり、時には感動的で印象深く、近しい人に話したくなるものです。そんな時には、〝話してよいこと〟と、〝話してはいけないこと〟の区別をよく考えてみることが大事です。

話は変わりますが、かつて、医療事故をおこしかけた研修医が、親御さんに話してしまい、親御さんから謝られたことがありました。私は、親御さんには、「よくありそうなことで、大したことではありません。大事に至らなくてよかったです。◯◯先生は、一生懸命に研修しています。心配ありませんよ。」とだけお話しました。その後、私は研修医に言いました。「親に話して解決になるのか、君の気持ちは軽くなるかもしれないけれども何にも解決にはならないよ。医療従事者でもない御両親に、心配をかけるだけじゃないか。君はもう親をいたわってやらなくてはならない年齢なんだよ。」と。

病院で困ったことがあったときに相談するのは、まず指導医であり、時には先輩の医師であるはずです。君たちの御両親は、医師になった君たちを誇りに思うとともに、とっても心配しているのです。医療事故のニュースをみるたびに、〝うちの○○は大丈夫かな〟と心配しているのです。社会人になった君たちは、心配をかけどおしてきた（そうでない方もいるでしょうが）御両親に、余計な心配をかけないようにこころがけなくてはいけないのです。

〝話したいことでも、話していけないことは黙っている〟これも、医師としてあるいは人間としての修養のひとつです。そういうことができて、初めて信頼される存在となるのです。

○むやみに謝ってはいけません（vol.4 no.10 2007）

例えば、あなたがオーベンである私と一緒に心臓カテーテル検査をしていたとします。助手をしていたあなたは、誤ってガイドワイヤーを落としてしまいました。そんなとき、術者である私に、あなたは何と言いますか。「ガイドワイヤー、落としました。済みません。」と言ってはいけません。「ガイドワイヤー、落としました。」とだけ言ってください。「済みません。」という言葉を聞いて、患者さんは何と思うでしょうか。患者さんは、〝あれ、若い先生がなにか失敗したんじゃないかな〟と不安に思います。万が一、脳塞栓などの偶発症が発生したりすれば、〝あのときに若い先生が、ミスしたからに違いない〟と思われかねません。オーベンに謝りたい気持ちはわかるけれども、聞いている患者さんからの受け取られ方を考えて、発言するようにしましょう。オーベンも、研修医を患者さんのいる前で叱ったりしてはいけません。「もう1本ガイドワイヤー出して」とだけ言えばいいのです。もし患者さんが不安そうにしていたら、「大丈夫ですよ」と心配を消してあげることも大事です。へまやって謝りたければ、心カテが終わってから、謝れば良いのです。また、不幸にして合併症・偶発症が発症してしまったときも同じです。どうしても避け得ない不可抗力による偶発症・合併症と考えられる場合には、簡単にお詫びの言葉を言うべきではありません。患者さん・家族に事実を正直に説明し、その治療に全力を尽くすことが大事です。もし謝ってしまうと、患者さん・家族・特に遠くから駆けつけた親族などは、医療者側にミスがあったように受け取ってしまうことがあります。患者さん・その家族に精神的な負担をかけず、また不本意な医療訴訟を受けないためにも、自分の身を守るための心がけを身につけることも大事なのです。合併症・偶発症については、前もって良く説明しておくことが必須であることは、言うまでもありません。そして、なんといっても常日頃の診療態度が一番大事です。ふだんから患者さんの身になって思いやりの心で接していれば、そばでみている家族にも伝わっていて、〝先生も、一生懸命してくれた結果だもの〟と理解してくれるものです。

○お勧めの「内科診断学」教科書（vol.4 no.6 2007）

はるか33年ほど前になりますが、私は医学部の5年生でした。当時は、５年生になって初めて臨床医学の講義が始まりました。内科の系統講義もそのひとつです。内科診断学の教科書として、みんなほぼ例外なく、とある高名な先生の「内科診断学」を購入しました。私もその１人です。内科の診断に関わる何から何まで一冊にまとめてある本でした。みんないつも持ち歩き赤線引いたりして勉強しています。しかし、私は、ちっとも面白くありません。また、いくら読んでもあたまの中に入ってきません。はじめて臨床医学を学びはじめて、〝おれはあたま悪いのかも。医者に合わないのかも〟と思うようにさえなっていました。

そんなある日、医学部内の書店で、軟式テニス部の先輩とお会いしました。もう初期研修を終えて、消化器内科に入局されている先輩でした。「後藤、この本いいぞ」と教えてくれたのが、「内科診断学」武内重五郎著、南江堂（当時は第9版）でした。早速購入し読み始めました。すると他の内科診断学とは、全く異なります。ほとんどが、理学的所見のとりかたについての解説で、写真や図が豊富に載っています。なにより気に入ったのが、何でそういう所見になるのかという理由が記載されているところです。はっきりしないものについては、〝…と考えられている〟と記載されています。特に、〝循環器〟と〝神経〟がよく書かれてありました。今まで、よく理解できなかったところが次々に解決されて行きました。検査については、〝胸・腹部のX線写真の読み方〟と〝心電図〟が解説されているのみです。私は夢中になってこの本を読み、たちまち色とりどりのアンダーラインでいっぱいになりました。

また、父親が開業医である親友が製薬会社からもらった心臓の聴診のテープを持っていたので、ダビングさせてもらい、勉強しました。大動脈閉鎖不全症の〝灌水様雑音〟、僧帽弁狭窄症の〝遠雷様雑音〟、なるほど「いい表現だなぁ」と実感できました。〝聴診器1本で診断できるなんて、なんと素晴らしい職人技なんだろう〟思えばそれが私が循環器内科に足を踏み入れた最初の1歩でした。本著は、今でも第16版として出回っています。以外と知らない学生や研修医が多く、私にマンツーマンで指導を受けた研修医は、まず最初に買わされました。昭和41年初版、40年後の現在まで続いているということは、どんなに素晴らしい本であるかということを示しています。現在でも本書を凌ぐ内科診断学の教科書をみません。皆さんぜひ、ベッドサイドティーチングの教科書として御愛用下さい。患者さんの〝診かた〟を身につけるのは、医者になって最初の2年間です。

○あいさつとサークル（パラメディカルと仲良しになろう）（vol.4 no.11 2007）

病院内で、円滑に仕事をしていくためには、看護師さんはじめ医師以外の職種の職員とのコミュニケーションが欠かせません。そのための基本は、〝あいさつ〟です。医師・看護師・薬剤師・臨床検査技師など病院の職員の他、嘱託のクラークや清掃業務の嘱託職員に至るまで、自分からあいさつをしましょう。病院内のほとんどの職員は、研修医の君たちからみれば人生の先輩です。

18年も前のことですが、職員の誰からも好かれる研修医がいました。私にとっては、初めて指導する女性の研修医でした。当時の医局の清掃業務の委託職員は、もう70に近いと思われる高齢の女性でしたが、「○○先生は、私たちにもきちんとあいさつしてくれていい先生だ。」と指導医である私に語ってくれました。彼女は診療もしっかりしていて、患者さんに大変評判が良く看護師にも好かれていました(仲良しでした)。〝どんな育ち方をしたのだろうか、きっと親のしつけが良かったんだろう。〟と思ったものです。そんな研修医は得です。指導医の方も、〝伸ばしてやろう、今日はあれやらせよう〟と意気込むものなのです。順調に医療技術を身につけていきました。朝は、「おはようございます。」昼、廊下を掃除しているところであったら、「ご苦労様です。」夜帰るときには、「お疲れさまです。」ちょっとしたあいさつが、どれだけ人間関係を円滑にしてくれるでしょうか。

もうひとつ、職員と仲良くなるためのお勧め。院内のサークルに入って、いろんな職種の人と一緒に活動することをお勧めします。当院にも、野球、バスケットボール、バドミントンの愛好会や山登りのグループなどがあります。私も、中学時代にバドミントンをやっていたので、31年前、当院で研修したときには、バドミントン愛好会で活動させて（遊ばせて）もらいました。監督は放射線技師で、キャプテンは理学療法士でした。上手な看護師さんが数人いました。研修中、バドミントンを通じて親しくなった職員から、病院のあちこちで（いろんな業務で）助けてもらえました。多くの研修医は、縁もゆかりもない病院に突然飛び込むことになるわけですが、スポーツや芸術など共通の趣味を持つ仲間をつくることで、研修がどれだけ、楽しくなるか分かりません。当院には、サークル活動で親しくなって、嫁さんをもらった研修医が何人もいます。皆さんもおっくうがらずに参加してみてください。

前述の彼女は、〝わたし、子どもなんかいらない〟といっていたはずなのに、医師ではない男性と恋愛結婚し、研修終了後、大学に入局して学位ももらい、いつ気が変わったのか、2人の子どもさんをもうけ、現在は病院の勤務医として働き、仕事と家庭を立派に両立しています。私の自慢の研修医のひとりです。

第2章
学術的業績は外からの評価に重要

「論文にしたものだけが身につく」

東北大学第2内科在籍中、同じ研究室の先輩今井　潤先生（後に、東北大学大学院薬学研究科・医学系研究科・臨床薬学分野教授、大迫研究や家庭血圧など高血圧の疫学で世界的に有名）が「発表しただけでは、本当に自分のものとはならない、論文にしたものだけが身についている」と言われたことがありました。今井先生は既に若手高血圧研究者として注目される存在でしたが、その今井先生の言葉に大きなインパクトを受けました。

救急医療を含めた循環器疾患に加え、大学で専攻した高血圧の診療（「私と高血圧」参照）も一手に担当していたので外来、入院ともに多くの患者さんを抱え診療は大変でした。それでも続けられたのは、学述的に興味のある疾患を数多く診療できたからです。研修医の症例報告には事欠きませんでした。私が直接指導した研修医の業績を含め、当院赴任後の論文（大学の研究に協力し、共同著者となったものを除く）を数えたら43ありました。自著[1]の中に記載した研修医に発表してもらった症例報告を含めると86ありました。時には10名程度しか聴衆がいない地方会の会場で発表するだけでは、ほかの患者さんに貢献するとは言えません。発表したらペーパーにすることを心がけてきました。研修医も発表まではするのですが、〝山形県病医誌でいいから書いてみなさい〟と言ってもほとんどの研修医はそこまでいきません。大抵は発表したＵＳＢをもとに私が書くことになりました。それでもファーストネームで論文を出してもらうと、若い先生には励みになります。

本の出版

降圧薬で副作用を呈する症例も多く経験しました。ひょっとして本になるのではないか、と思いつき、企画を出版社７社に売り込んだら、たちまち２社が手あげしてくれました。２００２年に『よくある副作用症例に学ぶ降圧薬の使い方』を出版し、現在４版（当院の高血圧診療の後継者とすべく鈴木恵綾先生と共著）[1]まで改定され、インターネット通販Amazonの読者評価で五つ星を３回もらいました。２０１５年には『症例から考える高血圧の診かた』[2]を出版しました。主に研修医に発表してもらった症例をまとめたもので、共同執筆としました。大学は若い医師が勉強になる病院でないと派遣してくれません。大学の先生方を当院にお呼びしたときに本を差し上げます。それだけで、私、ひいては当院に対する評価を上げていただいているように感じます。２００４年、講談社発行の「月間現代」が「日本の名医」と題しキャンペーンをしたのですが、私は高血圧の名医として東北地方から東北大学、伊藤貞嘉教授とともに２人だけ選ばれました。そういう学術的業績に対する評価も、医局から医師を派遣してくれる時の要因となっていると思います。

週に１人だけですが、人間ドック診療も携わってきました。当時ドック学会の認定医（その後、専門医、指導医取得）が私しかおらず、当院のドックを学会の優良施設にすることを目論んでいた（結局、要件がクリアできず未認定）ので、携わる必要があったのです。平成27年９月『人間ドック・健康診断結果の読み方と生活習慣指導～あなたの不安はこの一冊で解消～山形県立中央病院編』[3]を発行しました。

540円で販売していますが、3日ドックの入院者には差し上げています。

外からの学術的評価は何によるでしょうか。症例数、手術件数も大事ですが、論文や著作も重要です。後輩医師には、ペーパー書きも仕事の1つとわきまえて、年に1報でもいいから書くことを強く勧めたいと思います。

1 後藤敏和著『よくある副作用症例に学ぶ降圧薬の使い方』金芳堂、2002年初版、2005年改訂2版、2010年改訂3版、2015年改訂4版（鈴木恵綾と共著）

2 後藤敏和編著『症例から考える高血圧の診かた―二次性高血圧を見逃さないために―』金芳堂、2012年

3 山形県立中央病院編『人間ドック・健康診断結果の読み方と生活習慣指導～あなたの不安はこの一冊で解消』2015年（当院売店で販売中）

私と高血圧

（血圧　vol.23 no.2 2016）

山形県立中央病院　院長　後藤敏和

1978（昭和53）年、当院での初期研修を終え、循環器内科医を志し東京の某私大に入局したのですが、進路変更を考え始めた頃、東北大学第2内科（吉永 馨教授）に1年早く入局していた同級生、尾股 健先生（現、宮城教育大学教授）から、レニングループを率いる阿部圭志先生（後に教授）が来ても良い、と言っている、と入局のお誘いを受けました。循環器内科医を志したわけですが、高血圧ならまあいいか、という気分で入局をお願いしました。

入局して半年経ったころ、阿部先生から〝不活性型レニンを測定できるようにしたい、そのために、筑波大応用生物化学系の村上和雄先生の教室に勉強に行ってもらいたい〟と言われました。後で知ったのですが、先輩2人が投げ出したテーマでした。阿部先生の意向で、村上研に行く前に、生化学の素養を身に付けるために、九州大学理学部の岩永貞昭先生の教室で半年間勉強させてもらいました。加藤久雄先生（後に、国立循環器病センター研究所、病因部部長）の下、牛の血液からハーゲマンファクターを精製する仕事を手伝いました。博多の堵殺場に行き、断首された牛に駆け寄りバケツ一杯に血液をもらい、大きなカラムにかけることから精製は始まりました。一応生化学的な素養は身に付けることが出来ました。その後半年間、医局にいたあと村上研に内地留学しました。

1981（昭和56）年4月、筑波大のある桜村に着いたとき、文字通り桜の花が満開でした。不活性型レニンの活性化には acid activation、トリプシンアクティベーション、クライオアクティベーション（血漿を4°に置いておく）の3つの方法があります。クライオアクティベーションは東北大でもやっていましたが、確実でなく、acid activation はサンプルを透析中に容量が変ってしまい、トリプシンアクティベーションが簡便で最も信頼性がおけました。レニン濃度を測定するため、飽和量の基質を加える必要がありました。教室にあったブタの基質（アンジオテンシノーゲン）と製薬会社からもらったヒトの基質で測定してみましたが、親和性が低くうまくいきませんでした。ヒトレニンは、ヒトよりも羊の基質と良く反応します。村上先生にお願いすると、羊を7頭飼ってくれました。自分なりに苦労しましたが1年かけて、不活性型レニンが測定できるようになりました。〝これでいいはずだ〟と思いながらやった最後のアッセイの時には、γカウンターと筑波山の方向に手を合わせました。打ち出される数字を見て、うまくいったと確信した時には達成感でいっぱいでした。当時指導してくれたのが、広瀬茂久先生（後に、東京工業大学教授）と大学院生だった上野直人君（現、基礎生物学研究所教授）です。このお2人の指導のおかげと今でも感謝しております。筑波大学には、体育館やテニスコートがたくさんあり、実験の合間には若い大学院生や学生とバレーボールやテニス、バドミントンに興じていました。現在村上教授の跡を継いでいる、深水昭吉先生は学部の学生でした。生活費は大阪大学から内地留学していた、桧垣実男先生（現、愛媛大学教授）の紹介で、柏の精神病院に当直に行き賄っていました。稼いでくると、若い人を引き連れて〝茜〟というお好みやで、飲み会をしていました。村上先生の〝ごみ焼却炉〟のような、何でも昇華してしまうお人柄にも大いに影響をうけました。私の送別会は羊肉のバー

図１　正常人の血中には、活性型レニンの約９倍の不活性レニンが含まれている」学位論文より

Table 1 Date on normal human plasma.

PRC	(7)	2.9±0.4	ngATI/ml/hr
IRC	(7)	33.9±6.1	ngATI/ml/hr
TRC	(7)	36.8±6.1	ngATI/ml/hr
PRC/TRC	(7)	9.0±2.0	%
Substrate concentration	(5)	1672±95	ngATI/ml

ベキューでした。

村上研での1年間の仕事が、学位論文になりました（図1）。阿部先生からは留学を勧められましたが、九大、筑波大での経験から、学問を進めていくのは、きっちりとサイエンスをやった理学部、工学部、農学部の人間ではないか、と思うようになっていました。師の意思に反し、1年間薬理の教室で循環薬理の動物実験に従事したあと当院に赴任しました。筑波でのノウハウは後輩（角田一男先生）に半年で伝授しました。薬理の指導医であった佐藤慶祐先生（後に、鳥取大学教授）がメルボルンの Baker Medical Institute に留学されたのに便乗し2か月間豪州に遊学しました。シドニー大学とメルボルン大学で自分の研究を発表させて頂く機会を得ました。メルボルン大学では、レニンの acid activation（Skinner 法）を確立した Skinner 教授が非常に興味を示し、新婚の妻と共にご自宅に食事に招待してくださいました。奥様の手料理がすごくおいしかったことを覚えています。

昭和60（1985）年、山形県立中央病院に赴任しました。もともとやりたかった循環器疾患と高血圧の二本立てで診療しました。高血圧患者は数が多く、循環器の日当直も月に6回ほどあり、過重労働そのものでしたが、ＰＣＩはじめ日々の臨床は面白く、また紹介患者の中には二次性高血圧症も結構含まれ、学問的にも満足のいく診療をしておりました。教育研修部に配属され、指導医を研修医が逆指名するというおそらく全国でただ1つの制度を立ち上げました。ほとんど研修医が欠かさずついておりましたが、地方会などでの症例報告には不足しませんでした。

ACEインヒビターの喉頭浮腫をはじめ、降圧薬の副作用症例も多く経験し、まとめたら本になるのではないかと思い立ち、出版社7社に企画を売り込みました。早速2社が手あげし、連絡が早かった金芳堂から、2002年「よくある副作用症例に学ぶ降圧薬の使い方」を出版することができました。アマゾンで五つ星を3回頂戴し、読者から講演を依頼されることもありました。この9月に改訂第4版を出版することができました。2010年には、研修医に発表させた症例を中心に「症例から考える高血圧の診かた」を出版することができました。2004年に月刊現代が「生活習慣病の名医」を特集しましたが、高血圧診療において名医に選ばれました。東北地方からは、東北大学の伊藤貞嘉教授と2人だけでした。後に知ったことですが、選んでくれたのは、朝日生命成人病研究所所長でいらした藤井潤先生でした。藤井先生は、救命センターに搬送されてくる突然死症例について、私が赴任して間もなく発表した論文を評価してくれて、依頼原稿の筆者として推薦してくれた先生でした。私のような一介の市中病院の医師の仕事でも〝見てくれている人はいるもんなんだ〟と嬉しくも、心強くも思ったものでした。

山形県には高血圧を専門とする医師は少なく、「山形二次性高血圧スクリーニング研究会」を立ち上げ、FAXで患者情報を寄せてもらい、私が指示するという方式を立ち上げ現在に至っています。2013（平成25）年から院長となり、まとめる暇がなくて今日に至っております。

留学をお断りし、さっさと故郷に帰ってしまった私は阿部先生にとり不肖の弟子です。しかし、市中病院で多くの症例に出会えたればこそ、少しは世に中のお役にたつ本を2冊出せたのだと思います。阿部先生は一昨年故人となられましたが不肖の弟子を許して下さるでしょうか。

村上和雄先生はご健在で、２０１３年当院の開設50周年記念の会には、「笑いや祈りが遺伝子をオンにする」と題し特別講演をして頂き、職員一同元気をもらいました。私は1年数か月後に定年を迎えますが、高血圧診療であればまだお役に立てるのではないかと、定年後の道を模索しているところです。

第3章

救命救急センターが本来のミッションを果たせるようにするために

救命救急センター副所長、山形市医師会理事としての6年間

平成18年4月、救命救急センター副所長を拝命し管理職となりました。それまでも循環器系日当直要員として日当直をしていましたが、改めて感じたのが一次救急患者の多さ（約80％）です。待合室、救急室ベッドが一杯で、急を要する三次救急患者の診療に支障をきたすこともありました。

救急科医師不足への対応

また内部的な問題も抱えていました。救命救急センターは昭和59年、当時の県知事の選挙公約に基づき設立されました。大きな問題は救急科医師を十分に確保できない状態（開設当時は1人）で救命センターが発足してしまったことです。そのために、今までは日当直においても自分の専門分野だけ診ていればよかった医師が、専門外の救急患者まで診なくてはならなくなりました。このことが医師の過重労働の一因となり、特にクラインと呼ばれる内科・外科以外の診療科の医師に精神的な負担を強いり、開業する医師を増やす要因となりました。救急科医師は平成21年当時でも、専門研修医を含めて4人しかいませんでした。

軽症患者の受診を減らすことを第一のミッションと位置づけました。救急医療の研究会、会議、新聞投稿（「夜間休日より　充実―救命センターと役割分担」、「「救命救急」使命に協力を―軽症は休日夜間診療所へ」参照）等で現状を訴え、医師会並びに県民の理解を求めました。夜間急病診療所（山形市運営）、休日診療所（山形市医師会運営）は存在しているものの、軽症患者が救命センターを受診する大きな理由は〝診療所では何も検査してもらえない〟というものでした。当時の診療所は血液検査や胸部X線検査もできず、特に夜間診療所は老朽化し立地も分かりにくい場所にありました。

そんな時、医局の大先輩で大崎市病院事業管理者である木村時久先生から、大崎では開業医と病院が協力し、救急医療体制がうまくいっているということを耳にしました。大崎市の当時の医師会長は、同じく医局の大先輩である佐藤重行先生でしたが、医局時代に先生の病院でときどき診療応援（アルバイト）をさせていただいていており、気持ちよく資料を送ってくださいました。大崎市医師会での救急医療体制（いわゆる、古川方式）[1]を参考に、山形市深町にある山形市医師会健診センターを救急患者のトリアージセンターとすることを提案しました（平成19年2月17日、第9回山形救急懇話会および山形県医師会報、平成19年3月号で発表）。健診センターであれば新しいハードを作らずにすみ、医師を含め人の手当てさえすればすぐにでも可能と思われました。当院からも専門研修医を派遣し協力することを提案いたしました。平成16年から始まった新臨床研修制度後に研修を受けた医師は、何科の医師であれプライマリーケアを身につけているはずです。この案は当時の山形県医師会長、有海躬行先生は〝後藤私案〟として評価してくれたのですが、健診センターの職員が夜間休日の救急診療に携わざるを得なくなるのでは、と警戒し実現しませんでした。

1　大崎市医師会での救急医療体制（いわゆる、古川方式）：宮城県大崎市（旧、古川市）で休日夜間診療については昭和51年から、平日夜間診療については平成6年から実施されている救急医療体制。一次診療を市内の開業医が内科系・外科系それぞれ1カ所ずつ当番医として担当、二次医療機関は、一次診療の後方支援医療機関として、病院群が当番で担当する。三次医療機関は大崎市民病院（旧古川市立病院）日によっては一次、二次の担当医療機関ともなる、というもので当時全国から注目された。

平成19年4月、当時、当院の地域医療部長で病院代表として山形市医師会理事を勤めていた渋間 久先生（後に、公立置賜病院院長）が新庄病院副院長として栄転された後を継ぎ、山形市医師会の理事に就任しました。その頃、新山形市医師会館の建設計画がもち上がり、老朽化した夜間急病診療所と休日診療所を統合し、新医師会館内に新しい診療所を開設することが決定されました。私はできるだけ充実したものにするように主張したのですが、医師会内には、設備を充実させると診療の責任も大きくなってしまう、との警戒感もありました。しかし当時の副会長・大内清則先生、救急担当理事・金谷 透先生も、救命センターへの軽症患者の殺到は医師会も協力してなんとかしなければならないと考えており、私の意見に賛同してくれました。結局、血液検査（末梢血とCRP）、レントゲン写真、超音波検査が可能な施設となりました。小児科医が常駐するようになり、平成23年9月の開設以来同診療所の受診者は増え続け（「山形県立救命救急センターの受診者動向」参照）、平成27年度は夜間休日診療所には合計２０、８４０名（うち14歳以下、１３、５６３名、65・１％）と救命センター（１８、９９７名、うち14歳以下４、４４３名、２３・４％）を凌駕する受診者数となりました。期待した通り救命救急センターを受診する山形市ならびに東南村山地域からの一次救急患者は減少しています。現在の問題点は、西村山、北村山からの軽症患者の受診者が減らないことです。

医師会の理事は院長に就任するまで6年間勤めました。正直に言って、医師会を開業医の利益誘導団体くらいにしか見ていなかったのですが、地域医療とりわけ救急医療については、医師会・開業医と病院の連携・協調の必要性を痛感したのでした。医師会理事の経験は、役員の先生方や職員と親しくなれて院長になる前の貴重な体験となりました。山形市医師会の徳永前会長、門馬会長はじめ役員の先生方、そして職員の皆様に感謝申し上げます。私の後任は、地域医療部長・熊谷 孝先生に託し、医師会内で十分に役目を果たし病診連携に貢献してくれていることは嬉しい限りです。

ドクターヘリの基地病院となる

平成24年11月、当院は山形県ドクターヘリの基地病院となりました。救急科医師は益々需要が多くなり現在9名（専門研修医を含む）となりました。私の後を継いだ救命救急センター副所長となった森野一真先生は昭和59年救命救急センター開設のときからのただ1人の救急科医師です。彼は災害医療の分野で全国的に有名です。救急科医師が9名まで増えたのも彼の人柄によるところが大きいと思っています。もう1つ作戦がありました。災害医療に出動したり各県の会議や講習会に参加したりで彼は病院を空けることも多かったのですが、私は敢えて院外での活動をサポートしました。東北地方では救急医療の分野では、八戸市民病院の今 明秀先生（現在、同病院院長）が有名で、彼のもとには救急医を志す若い医師が多く集まってきています。彼に対抗し若い医師を集めるには、森野先生にも全国的に名を売ってもらう必要があると考えました。実際、救急科医師を志す学生さんが毎年研修医マッチング面接に来てくれます。採用したい順位を付けるときにも、救急科志望であることはプラスに働いています。

夜間休日診療　より充実—救命センターと役割分担

（2008年（平成20年）12月19日　山形新聞）

老朽化した山形市の夜間急病診療所をどうするか。現在、関係者の間で検討されている。市医師会館内にある休日診療所と機構上統合し、新しく同一の場所に設置する方向だと聞く。

さて、1984（昭和59）年に設立された、県の救命救急センターは三次救急医療機関として現在、年間1万8千人から2万人の救急患者に対応し、県全域の救急医療の中核の任を果たしている。ところが、受診患者は軽症で入院を要さない一次救急患者が80％を占め、緊急に治療を要する三次救急患者は、7％程度に過ぎない。

当直は医師7人で対応しているが、休日・準夜間帯は患者で待合室があふれ、座る場所さえ無いときもある。患者の重症度に応じた診察順番の決定などトリアージ（容体による選別）を行っているが、実際はベッドが全部塞がったり、医師の手が回らなかったり、三次救急患者の診療に支障を来している。

山形市内で発症した心肺停止患者の大半は当救命センターに搬送される（年間約100例）。一方、軽症患者の殺到が勤務医の過重労働の要因の1つになっている。当直医は食事する時間もなく働いている。ちなみに当院医師の10月の超過勤務は、100時間以上14人、3カ月平均で80時間以上10人、45時間以上48人。本年度の最高は167時間である。2005年から山形市医師会の協力で夜間・休日診療所に小児科医が常駐（日曜夜を除く）するようになって、救命センターの小児救急患者は減少した。だが大人の患者は減っていない。現在の夜間診療所が夜11時までの診療で、検査はごく限られエックス線検査もできないことが大人に敬遠され、結局、救命センターに流れている。

こうした現状を解決するには、新しい夜間・休日診療所の人員と設備などを充実させ、一次救急のトリアージセンターとすべきであろう。夜間も開院し原則、重症でない患者はトリアージセンターに受診する。ほとんどの患者はこの診療で足りるはずだ。センターには救急専用コーディネーターを配置し、市内（周辺地区を含め）医療機関の当直医の専門科や空きベッドを把握し、患者を重症度・病態に応じ振り分けを行う。診療する医師には、現在夜間休日診療所の診療に協力してくれている開業医のほか、若手を中心に病院勤務医を充てる。開業医は準夜帯まで診療し、若い医師が深夜帯も担当する。

2004年以降、医学部を卒業した医師は新臨床研修制度により小児科を含めたプライマリーケアをひと通り教育され、どんな救急患者にも初期対応ができるようになっている。薬局は薬剤師会の協力を得て夜間営業の門前薬局を作る。放射線技師や臨床検査技師も必要となり、行政の財政支援は欠かせない。

さて、このようなセンターができても救命救急センターは軽症患者の診察を拒むつもりはない。多くの患者は自分が一次か二次か三次か判断できないし、子供が痛がって泣いていれば親は重い病態と判断しても仕方がない。限られた医療関係者や行政当局だけで計画を策定することなく、住民を含めた関係者の意見を幅広く聴きながら、新しい急病診療所が一次救急医療の中核として機能するものとなることを強く望みたい。

＊　＊

「救命救急」使命に協力を―軽症は休日夜間診療所へ

（2011（平成23）年2月18日　山形新聞夕刊）

山形県立中央病院副院長、兼、救命救急センター副所長　後藤敏和

最上地域で3日、中核病院である県立新庄病院の時間外受診の適正化などを目指した県民運動を推進する「私たちとお医者さんを守る最上の会」が発足した、と報じられた。勤務医の過重労働を軽減し、ひいては地域医療を守ろうとするこの運動が、効果を上げることを期待したい。

さて私は平成20年12月19日付けの本欄で、三次医療機関である救命センターに一次救急患者が殺到し、本来の使命である重症患者の診療に支障を来していること、さらに勤務医過重労働の一因となっていることを報告し、夜間休日診療所のいっそうの充実を求めた。

住民の理解もあってか、夜間急病診療所と休日診療所を受診する患者数は平成17年以降漸増し、救命センターを受診する患者数は小児を中心に減少した。インフルエンザが流行した平成21年度は、両施設とも患者数は増加したが、救命センターと夜間と休日をあわせた受診患者数の差は、縮まる傾向にあった。しかし本年は何故か差が再び大きく開こうとしている。

救命センターを受診する患者は相変わらず8割近く（78・4％）は一次救急患者で、三次救急は6・9％に過ぎない。年末年始も救命センターには、患者が殺到し、急患室内のベッドは満床、診察まで2

時間待ちの状況であった。実際、重症患者の診療に支障を来すこともあった。

当院医師の超過勤務時間も業務の効率化等により、わずかに減少傾向にはあるが、救急科医師についての業務は、昨年度より大幅に増加している。

私が心配するのは、医師のバーンアウト（燃え尽き）である。平成21年3月、鳥取大学救命救急センターの専属医4名が教授を初め全員退職した。激務の「心身疲労」で「心が折れた」と報じられている。鳥取に限ったことではない。研修病院として人気の高い、千葉県鴨川市にある865床、医師数370～380名の亀田総合病院は、1月31日記者会見を開き、救命救急センターでの三次救急患者の受け入れのためには、軽症の患者の受け入れを断らざるを得ない状況だと説明した。当院とても状況は似たような状態である。

私がお願いしたいのは住民の理解である。2年前にも記載したように、救命センターは軽症患者の診療を拒むつもりはないし、罰則金を要求するものでもない。多くの患者は自分が一次か二次か三次か判断できないし、また子どもが痛がって泣いていれば、親は重い病態と判断しても仕方がない。素人がみても明らかに軽症と分かるような患者が殺到していることが問題なのだ。

山形市医師会、とりわけ救急医療担当理事の先生方のご尽力で、7月から新しい休日夜間診療所が新医師会館内に設置される。残念ながら救急医療のトリアージセンターとしての役割を担うことは、現状では無理とされたが、これまでの小児に加え、成人を対象にした救急電話相談も行われることになった。大きな前進である。救命センターの本来の使命である重症患者の診療が健全に果たせるために、はじめから軽症とわかるような患者は、夜間休日診療所等を受診して頂くようにお願いしたい。

救命センターは村山医療圏の救急医療の最後の砦である。救命センターの崩壊は、村山医療圏の崩壊を意味する。住民の皆様には救命センターの使命遂行のため、いっそうの御協力を御願いしたい。

＊　　＊

山形県立救命救急センターの受診者動向

山形県立中央病院・同救命救急センター　後藤敏和、森野一真、瀬尾伸夫、武田健一郎、佐藤精司、辻本雄太、
三田法子、山田尚弘、加藤　亮*
*総務課（経営戦略科課）
山形市医師会　大内清則、守本和弘

初めに

昨年も本誌に、平成23年9月の新山形市休日夜間診療所（診療所）の開設が、救命救急センター（救命センター）の受診者動向に及ぼした影響につき寄稿した。概要は以下①～④の通りである。①診療所の充実により受診者数が増加し、救命センターへの受診者数は相対的に減少した。②特に夜間診療所の小児科医の常駐が診療所への小児の受診者数を増加させた。③診療所への受診者数の増加に比し、救命センター受診者数の減少は小さかったが、その要因は救命センターを受診する西村山・北村山地域の一次救急患者数の増加であった。④救命センターが三次救急医療機関としての役割を果たすためには、西村山・北村山地域に於いて軽症患者に対する救急医療体制を適切に提供できる体制を構築していくことが重要である、と考えられた。

今回、平成24年度の救命センターの受診者の状況を、診療所の受診者と比較しながら検討した。合わせて、平成24年と平成25年でゴールデンウィーク中の救命センターへの受診者動向を地域ごとに検討し

た。救命センターの適切な運用のための考察を加え報告する。

結果

救命救急センターの受診者の動向について

（救命センターの受診患者の概況：表1）

平成22、23、24年度の救命センター受診患者の概況を表1に示す。平成23年度の総受診者数は、16、419人で平成22年度よりも420人減少したが、平成24年度は17、103人と684人増加した。年齢別に受診者の割合をみると15歳以下は、22年度27・3％、23年度、26％、24年度23・4％と年々減少している。一次救急患者の割合は22年度78・2％、23年度77・4％、24年度77・7％と変化していない。三次救急患者の割合も22年度7・1％、23年度、7・2％、24年度7・3％と変化していない。二次救急患者も同様である。来院方法は救急搬送患者の割合が、22年度15・5％、23年度、16・1％、24年度16・6％と増加傾向にある。

（救命センター受診患者の重症度割合の推移：図1）

平成18年度からの救命センターの重症度別患者割合の推移を図1に示す。一次が77・2～80・7％、二次が13・0～15・5％、三次が6・4～7・3％と7年間で大きな変動は認めなかった。

表1　平成23・24・25年度　山形県立救命救急センター診療実績、単位：人、（　）：%

	平成22年度	平成23年度	平成24年度	増加率*
総受診者数：	16,839	16,419	17,103	(+4.2)
15歳以下：	4,593 (27.3)	4,272 (26.0)	4,007 (23.4)	(−6.2)
16歳以上：	12,246 (72.7)	12,147 (74)	13,096 (76.6)	(+7.8)
重症度：一次	13,162 (78.2)	12,703 (77.4)	13,296 (77.7)	(+4.7)
二次	2,472 (14.7)	2,542 (15.5)	2,552 (14.9)	(+4.0)
三次	1,200 (7.1)	1,174 (7.2)	1,255 (7.3)	(+6.9)
来院方法：				
救急搬送：	2,604 (15.5)	2,642 (16.1)	2,835 (16.6)	(+7.7)
その他：	14,230 (84.5)	13,777 (83.9)	14,268 (83.4)	(+3.5)
受付時間：				
平日勤務時間帯	2,668 (15.8)	2,735 (16.7)	2,937 (17.2)	(+7.4)
土日祝日日中	4,468 (26.5)	4,564 (27.8)	4,670 (27.3)	(+2.3)
夜間	9,698 (57.6)	9,120 (55.5)	9,496 (55.5)	(+4.1)

*：平成23年度に対する平成24年度の増加率

図1　救命救急センターの重症度別患者割合の推移（%）

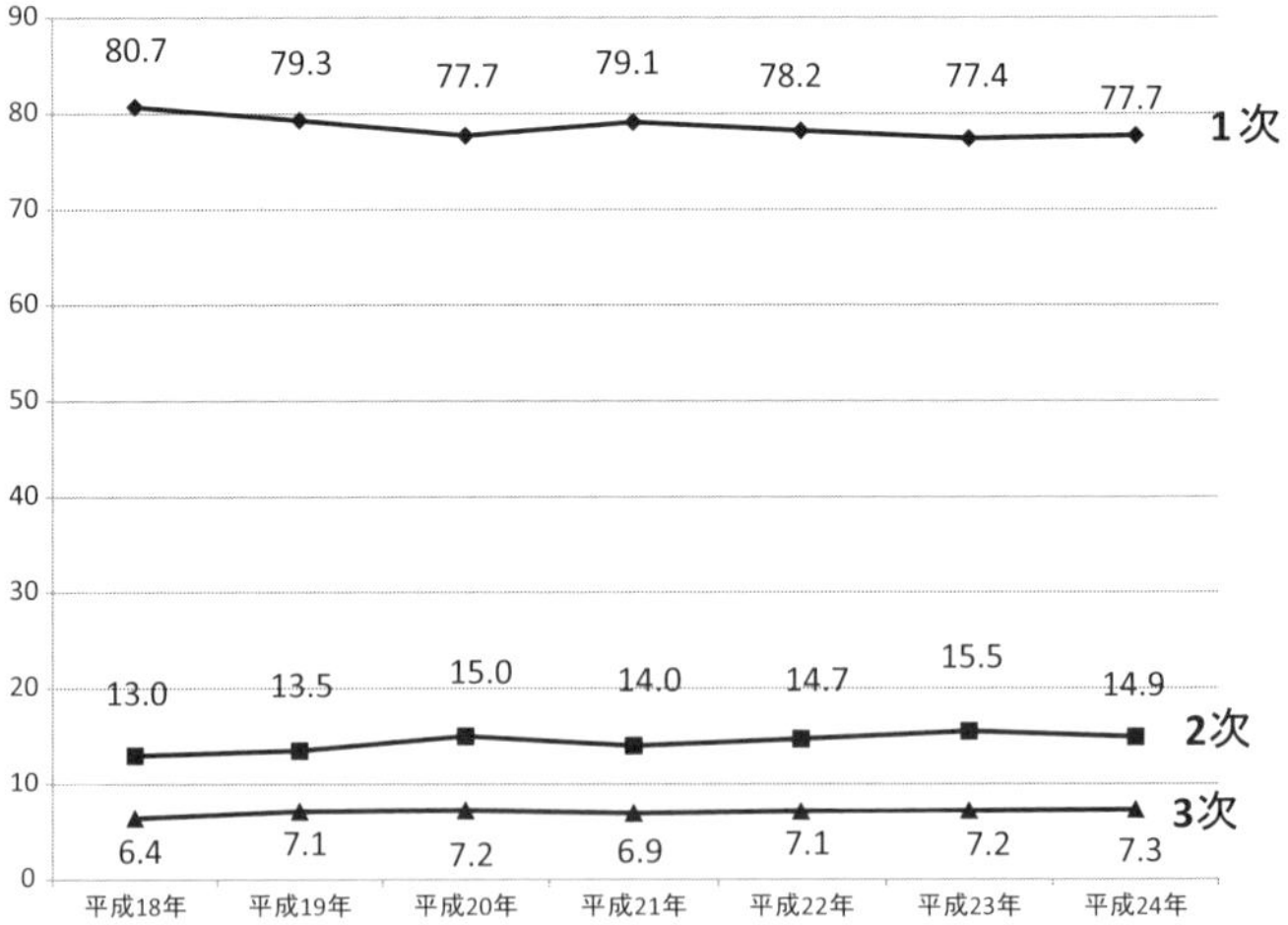

（救命センターの地域別受診者数の推移：図2～4）

救命センターの地域別受診者数の推移を図2に示す。山形市、山形市を含む東南村山地域からの受診者数は平成23年度までは減少しているのに対し、平成24年度はわずかに増加した。一次救急患者のみをみても同様であった（図3）。他方、平成20年までは減少傾向を示していた西村山地域、北村山地域からの受診者数が平成21年度著明に増加し、その後も増加してきている。平成20年と平成24度を比較すると、西村山は1、308人から2、134人、63%の増加、北村山は1、346人から2、036人、51%の増加である（図2）。西村山、北村山からの三次救急患者数も増加してきているものの（図4）、図3に示す如く両地域からの受診者数の増加は主として一次救急患者の増加に因ることが分かる。

（ゴールデンウィーク中の救命センター受診者の2ヶ年比較：表2、図5～8）

ゴールデンウィーク中の救命センター受診者を平成23年と24年度で比較した。受診者数全体では、24年594人、25年704人で110人、18・5%の増加で、一次救急患者の増加（24年496人、25年612人で116人の増加）に因っている。3次救急患者は28人から18人に減少している（表2）。地域別でみると山形市からの患者数は減少しているが、山形市以外の東南村山、西村山、北村山からの受診者数は増加している。特に西村山からの受診者が52人から140人と増加が著しい（図5）。東南村山では天童市からの増加が大きく（図6）、西村山では全市町村からの受診者数が増加している（図7）。北村山では村山市を除き増加している（図8）。

図２　救命救急センターの地域別受診者数（全体）

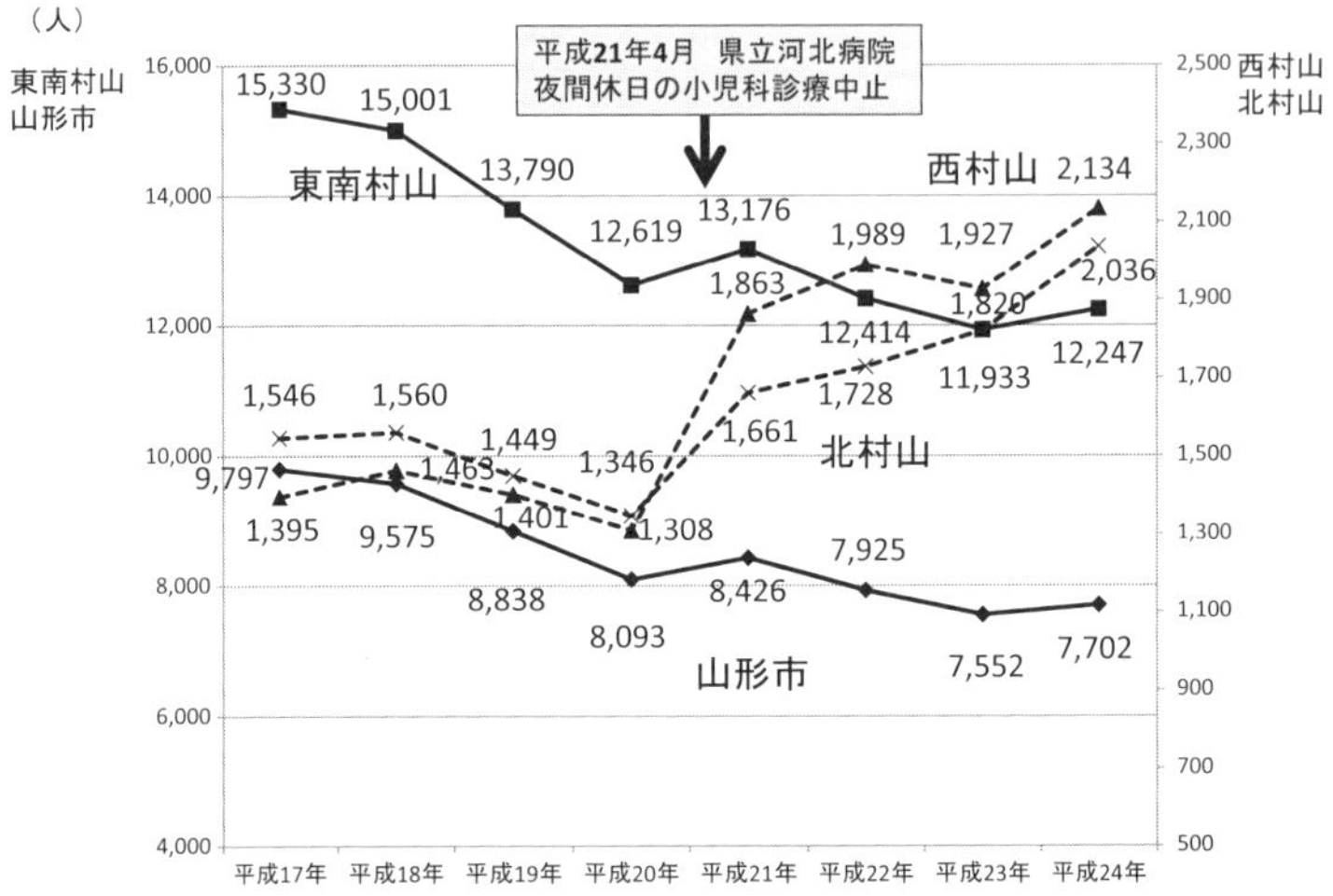

図３　救命救急センターの地域別受診者数（一次救急）

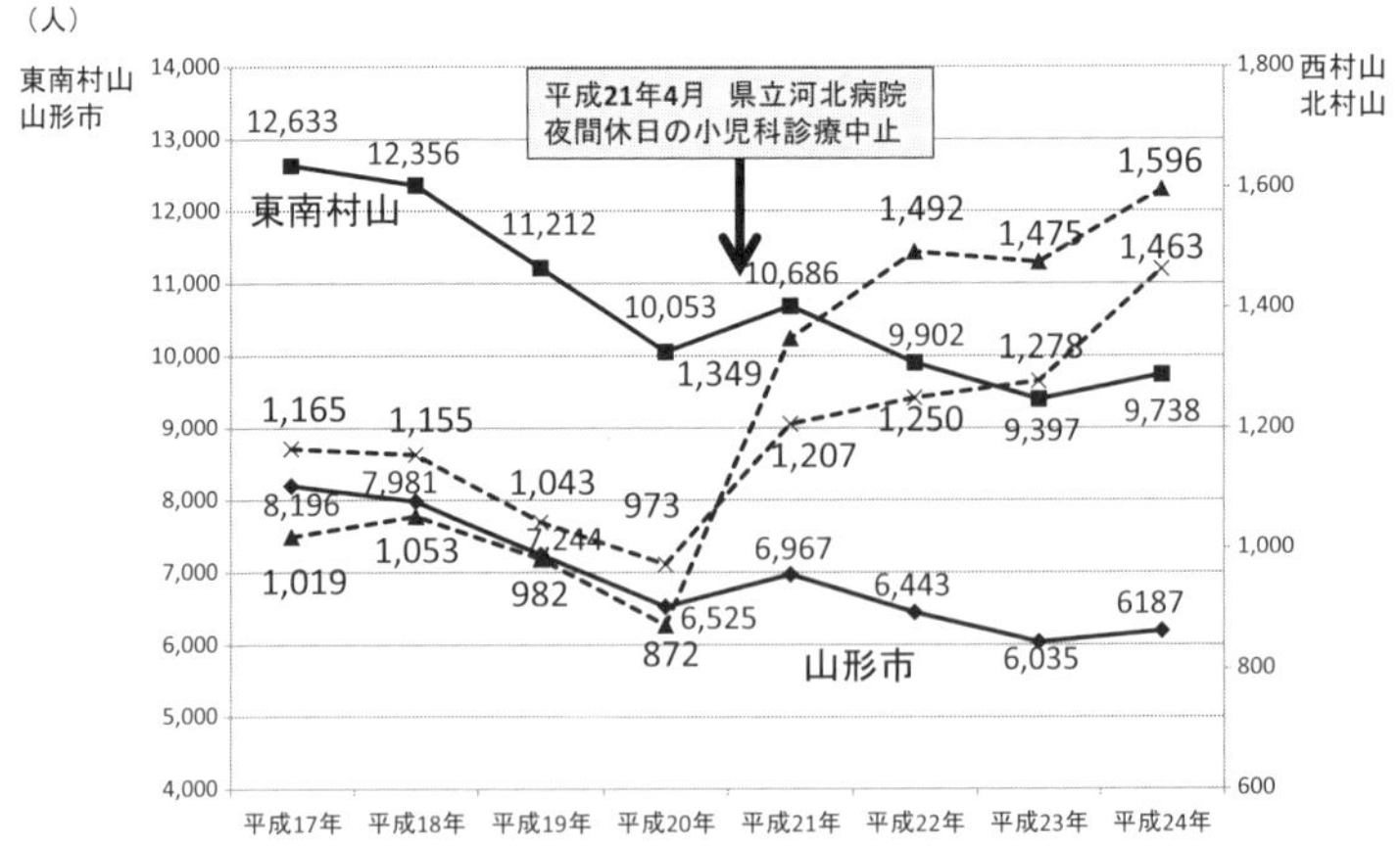

図4　救命救急センターの地域別受診者数（三次救急）

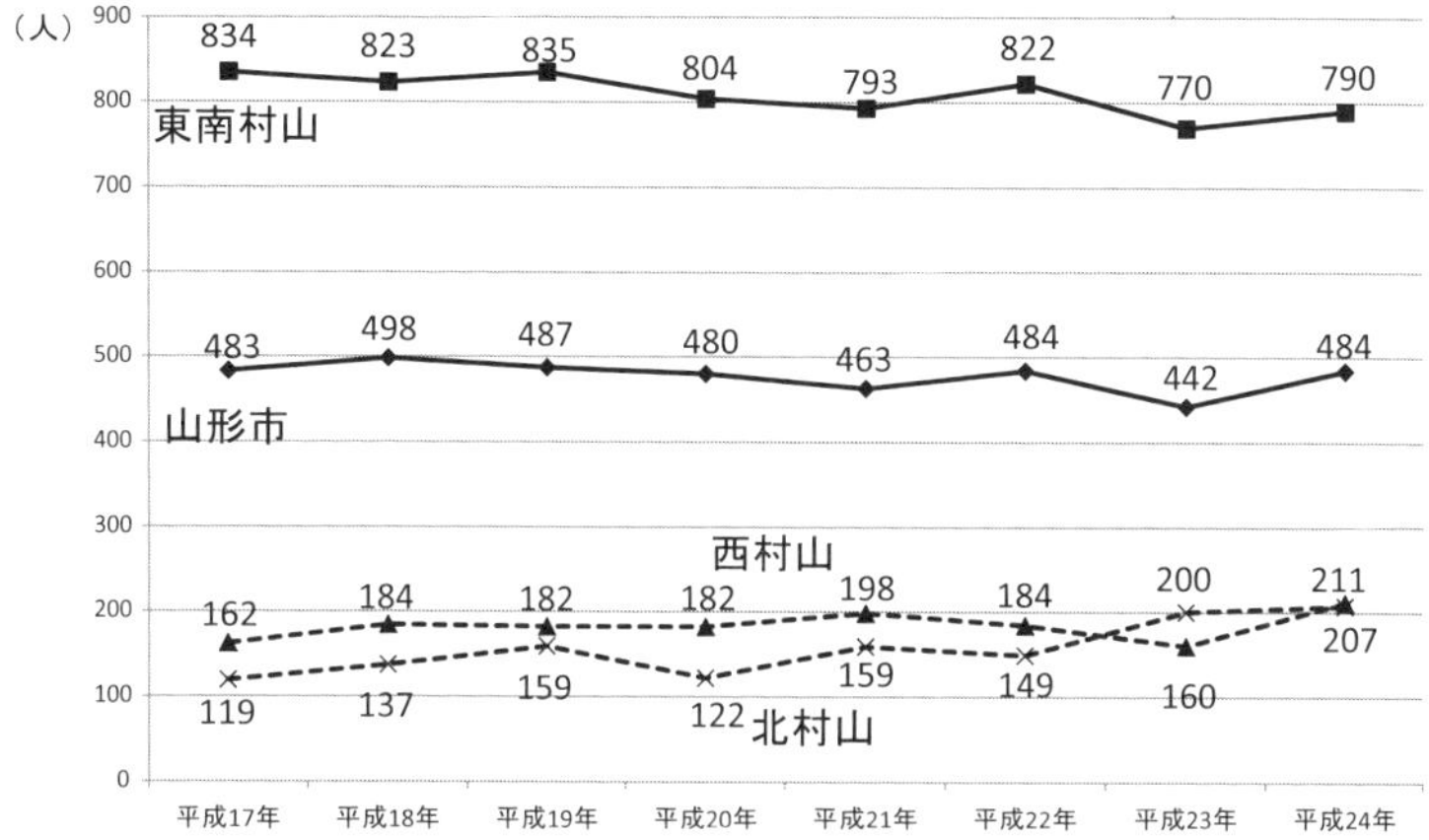

表2　ゴールデンウィーク期間中の救命センター受診者数の2ヶ年比較

単位：人

	平成24年度	平成25年度
3次救急	28	18
2次救急	70	74
1次救急	496	612
合計	594	704

図5　ゴールデンウィーク期間中の救命センターの地域別受診者数

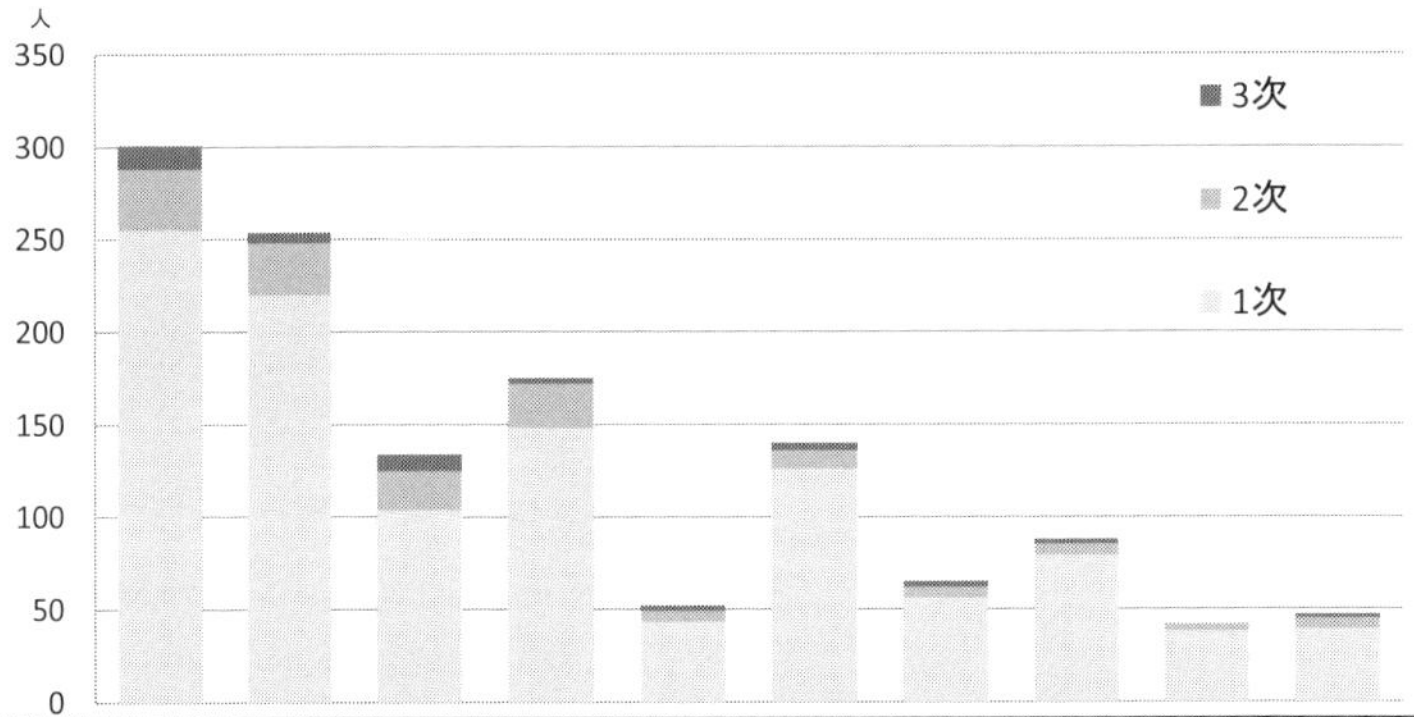

地域	山形市		東南村山		西村山		北村山		その他	
年度	H24	H25	H24	H25	H24	H25	H24	H25	H24	H25
3次	13	6	9	3	3	4	3	3	0	2
2次	33	28	21	24	6	10	6	6	4	6
1次	255	220	104	148	43	126	56	79	38	39
計	301	254	134	175	52	140	65	88	42	47

図6　ゴールデンウィーク期間中の東南村山地域別の救命センター受診者数（山形市を除く）

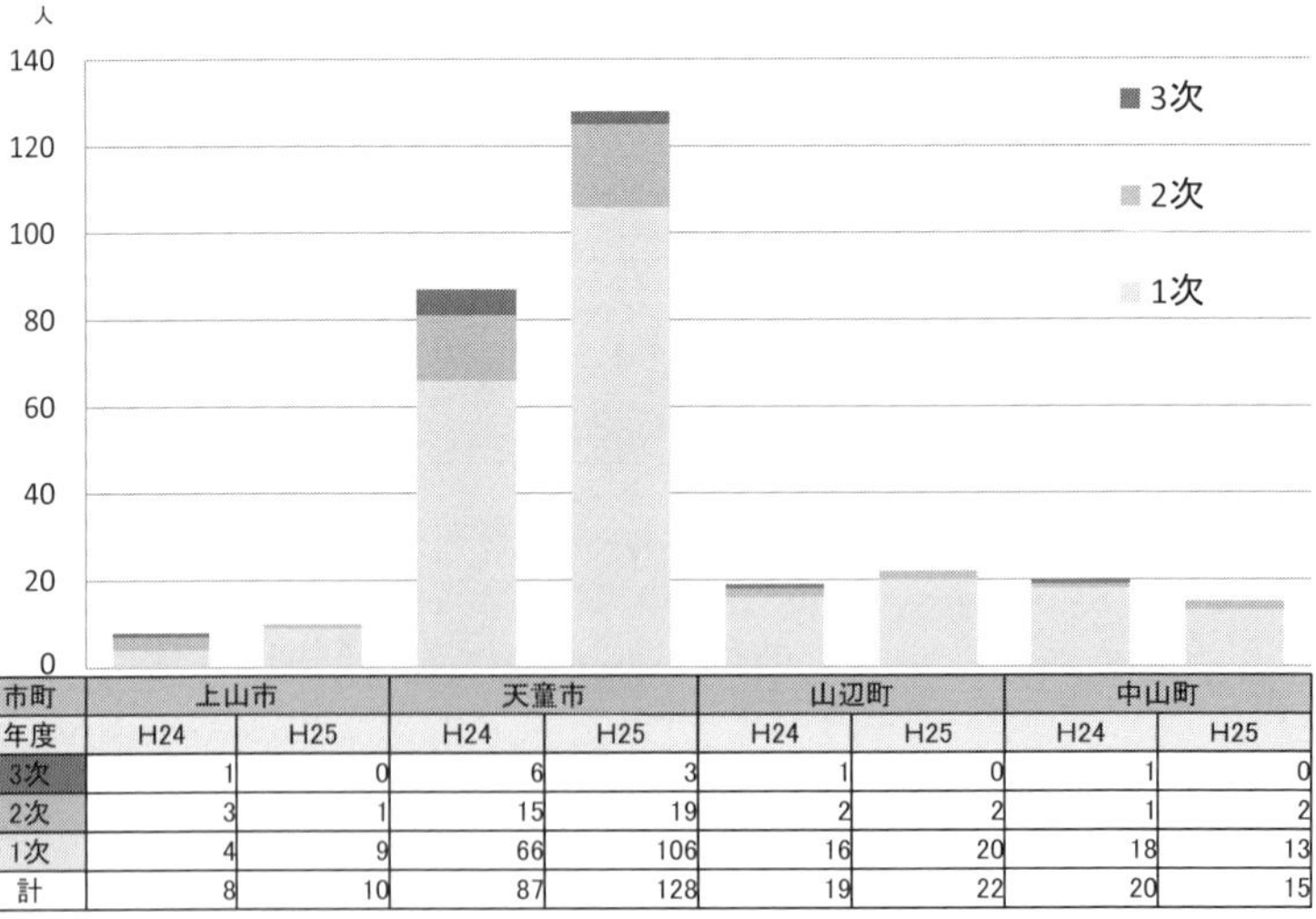

市町	上山市		天童市		山辺町		中山町	
年度	H24	H25	H24	H25	H24	H25	H24	H25
3次	1	0	6	3	1	0	1	0
2次	3	1	15	19	2	2	1	2
1次	4	9	66	106	16	20	18	13
計	8	10	87	128	19	22	20	15

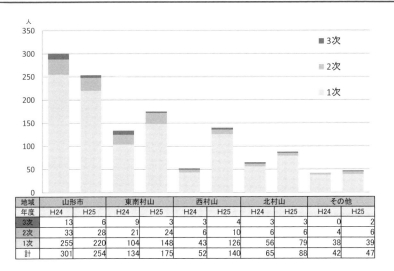

図7　ゴールデンウィーク期間中の西村山地域別の救命センター受診者数

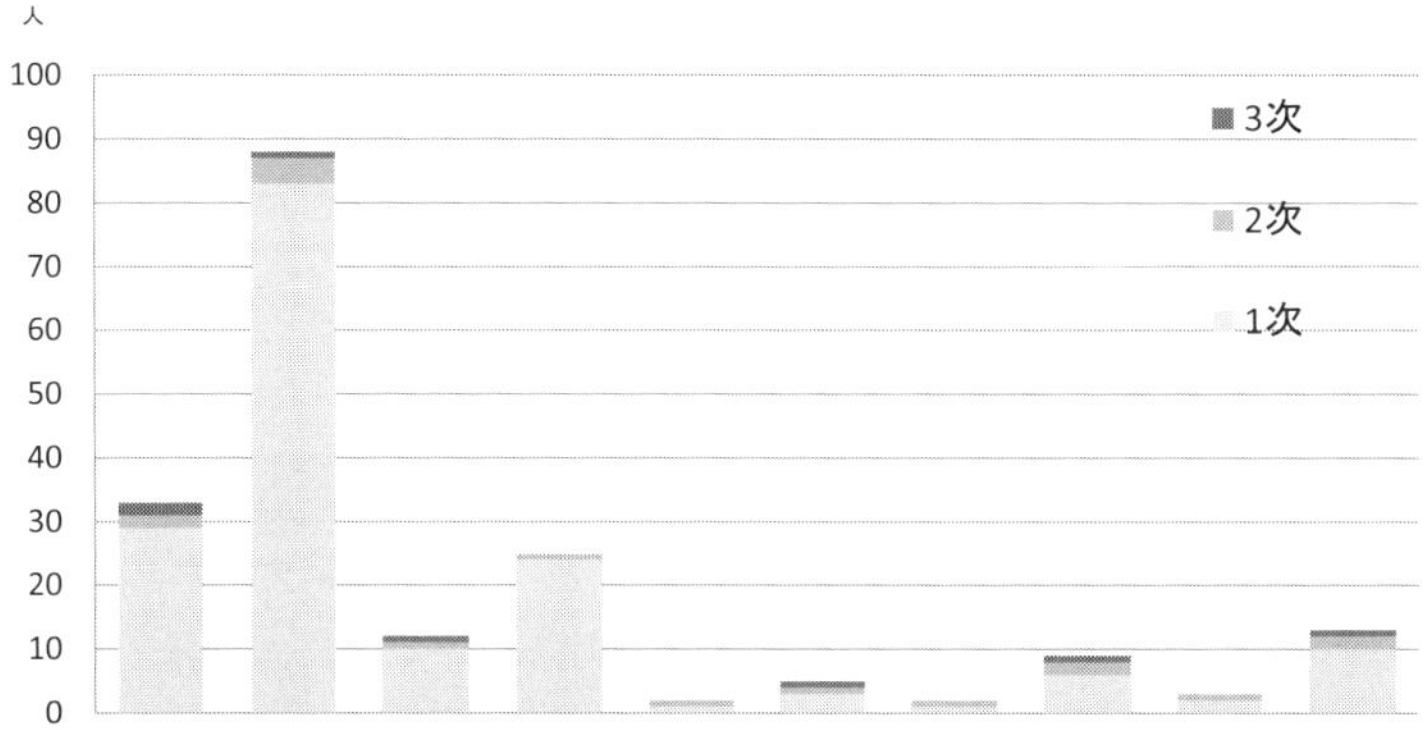

市町	寒河江市		河北町		西川町		朝日町		大江町	
年度	H24	H25	H24	H25	H24	H25	H24	H25	H24	H25
3次	2	1	1	0	0	1	0	1	0	1
2次	2	4	1	1	1	1	1	2	1	2
1次	29	83	10	24	1	3	1	6	2	10
計	33	88	12	25	2	5	2	9	3	13

図8　ゴールデンウィーク期間中の北村山地域別の救命センター受診者数

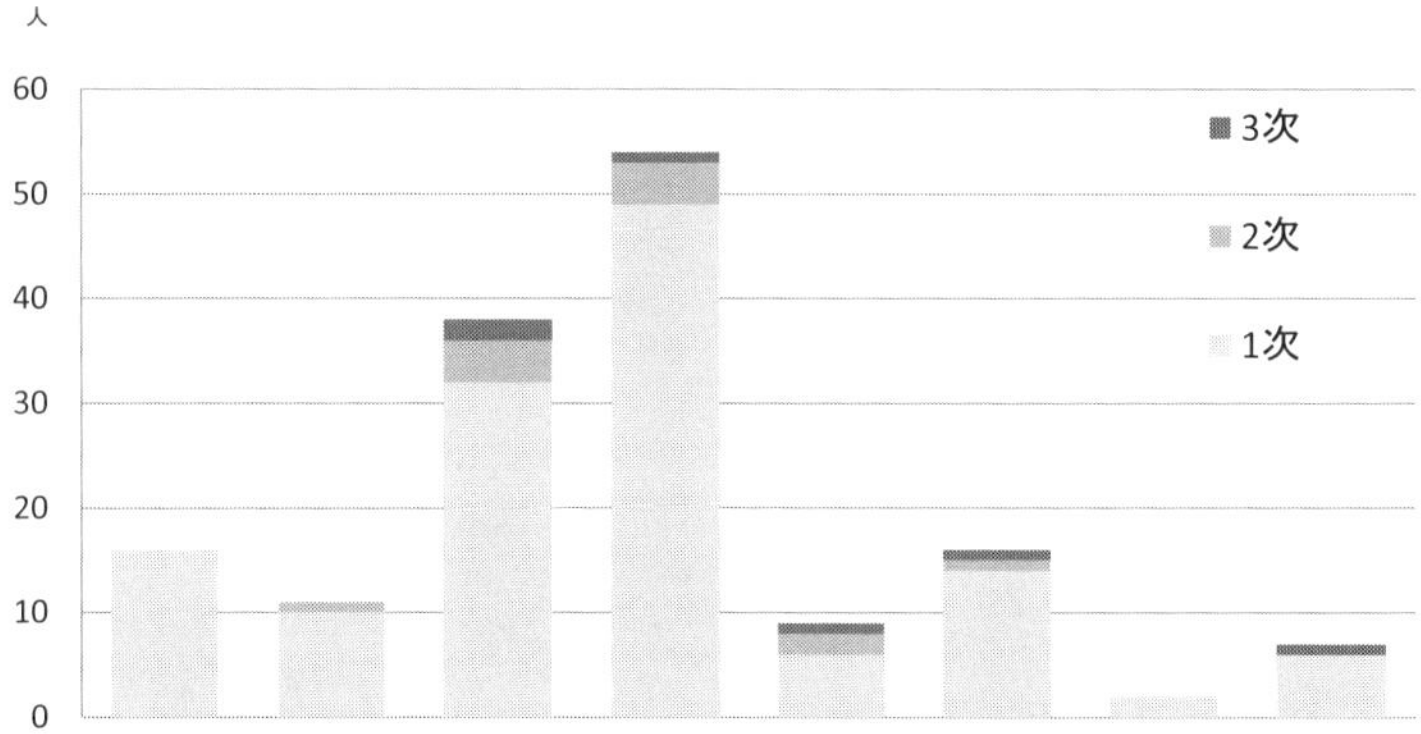

市町	村山市		東根市		尾花沢市		大石田町	
年度	H24	H25	H24	H25	H24	H25	H24	H25
3次	0	0	2	1	1	1	0	1
2次	0	1	4	4	2	1	0	0
1次	16	10	32	49	6	14	2	6
計	16	11	38	54	9	16	2	7

救命センターと診療所受診者数の比較

（救命センターと診療所受診者数の推移）

図9に平成15年度からの、救命センターと診療所の受診者数の推移を、図10に受診者数の差〔（救命センター）マイナス（診療所）〕の推移を示す。平成15年度には救命センターの受診者数は20、140人、夜間と休日を合わせた診療所受診者数は7、926人で、その差は12、214人であった。平成17年には夜間診療所受診者数は前年の2、379人から6、254人と急増し、夜間と休日を合わせた受診者数も13、344人と増加した。その結果、救命センターと診療所受診者の差は5、719人に減少した。その後も、救命センター受診者数は漸減し平成20年度には15、920人と過去最低となった。平成21年度にはインフルエンザの流行のために救命センター、診療所共に受診者数は増加したが、その差は1、021人と過去最低になった。平成22年度は両施設共受診者数は減少したが、診療所受診者数の減少が大きく、受診者数の差は3、035人と再び増加した。9月に新診療所がオープンした平成23年度は、診療所受診者数は、17、786人と前年に比しプラス3、987人（28・9％）と著明に増加した。他方、救命センター受診者数は前年度の16、834人から16、419人（マイナス415人）に減少し（図9）、その結果初めて救命センターと診療所の受診者数が逆転し、診療所受診者数が1、367人上回った（図10）。平成24年度は、救命センター17、103人（プラス684人）と漸増、診療所は19、686人（プラス1、900人）と最高値を亢進した。その結果、救命センターと診療所の患者数の差はマイナス2、583人とさらに開いた（図10）。

診療所受診者数の増加は、夜間診療所の受診者数が平成23年度8、594人から24年度10、024人

図9　救命センターと山形市休日夜間診療所の患者数の推移

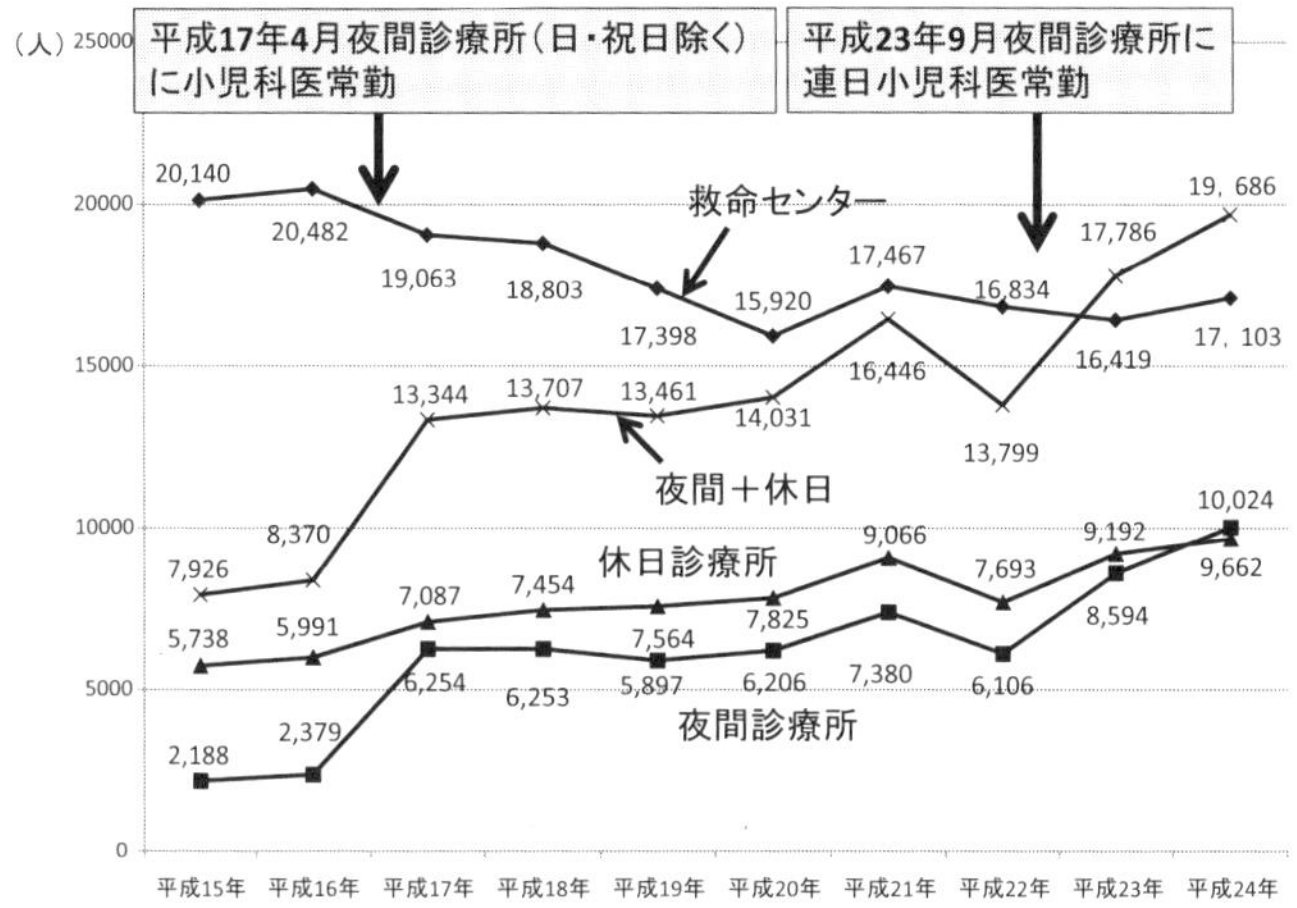

図10　救命センターと山形市休日夜間診療所の受診者数の差の推移

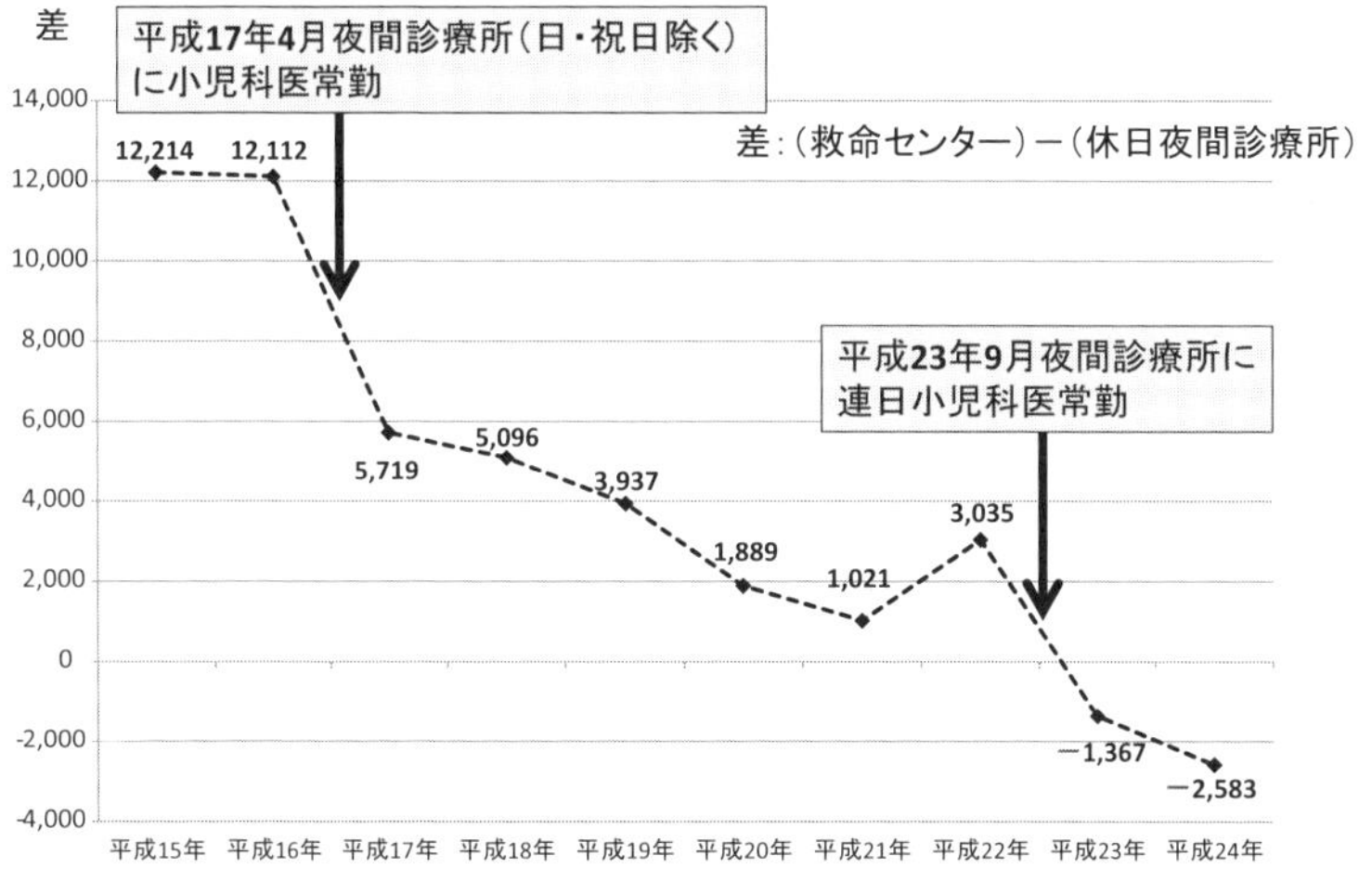

（プラス1、430人）と増加したことが大きかった（図9）。

（小児の救命センターと診療所受診者数の推移：図11、12）

15歳以下（平成23年度の休日夜間診療所の受診者数のみ14歳以下）の小児の受診者数と割合の推移を図11、12に示す。平成17年に夜間診療所の小児の受診者数が1、287人から4、670人に急増している。また平成23年度には、特に夜間診療所の小児の受診者数が増加し、夜間・休日を合わせた小児の受診者は前年の9、417人から12、201人となり30％増加した。救命センターの小児の受診者数は減少し続け、平成15年7、092人、平成24年4、007人と43・5％減少した。小児受診者数の割合は、平成17年以降、診療所は7割から3分の2程度、救命センターは約4分の1であるが漸減傾向にある（図11）。

考察

救命センターは本来三次医療機関であるが、受診者の8割近くが一次救急患者である。救急室のベッドが満床で、救急車の受け入れを断らざるを得ないこともある。受け入れ困難例を少なくするために、救命センターでは急患室の効率的なベッド運用を目指し、平成24年4月からトリアージナースを設置したが、救急室の夜勤看護師のうち救急室所属の看護師が2名のみのため実施率は61・7％に留まっている。

患者さん、家族は病状の重症度の判定が出来ないこともある。そのような患者さんが救命センターを受診し、結果的に一次であったとしても、それは仕方のないことである。問題は軽症と分かっている患

図11　救命センターと山形市休日夜間診療所を受診した小児（15歳以下）の受診者数

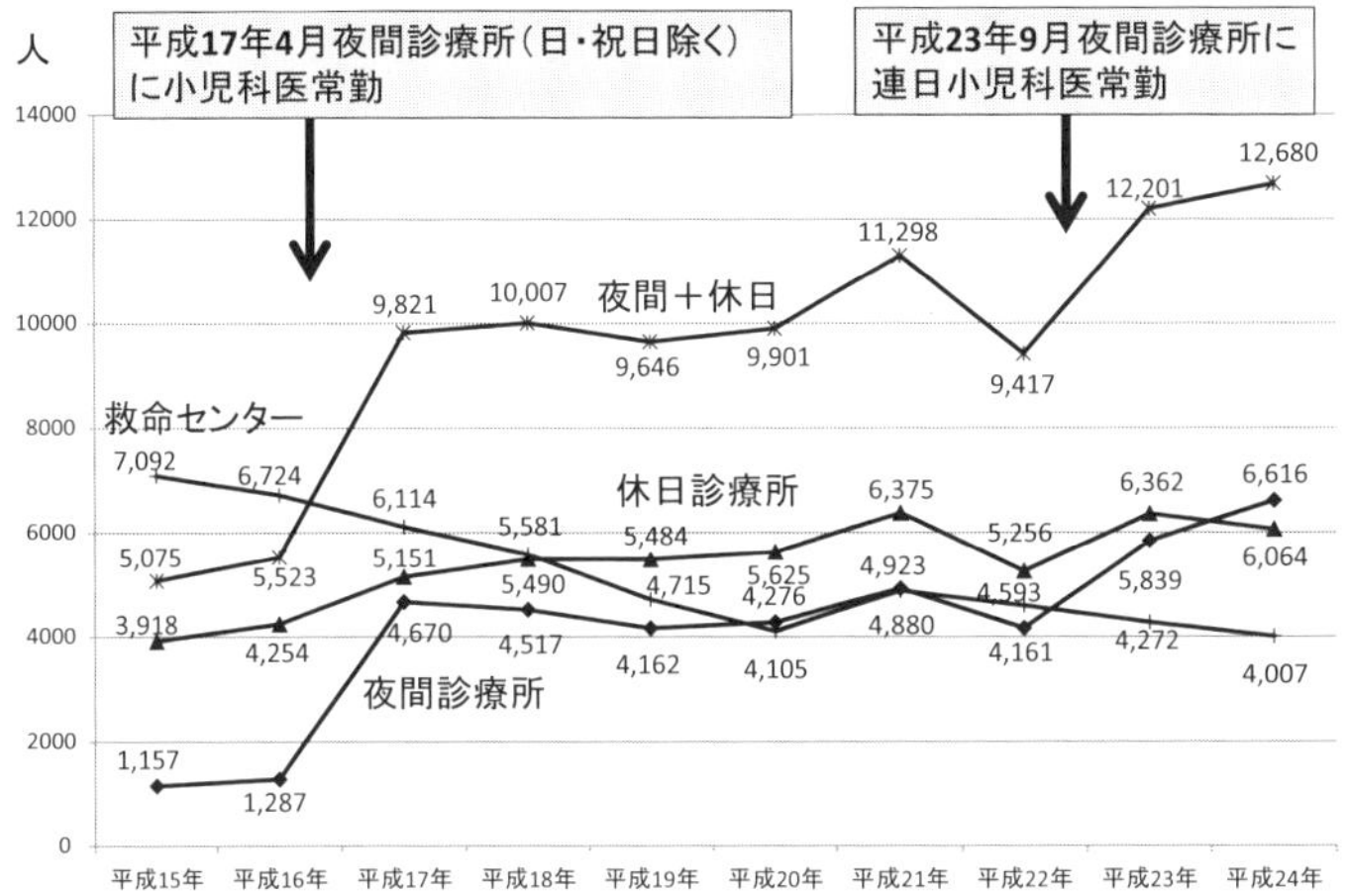

図12　救命センターと山形市休日夜間診療所を受診した小児（15歳以下）の受診者の割合（%）

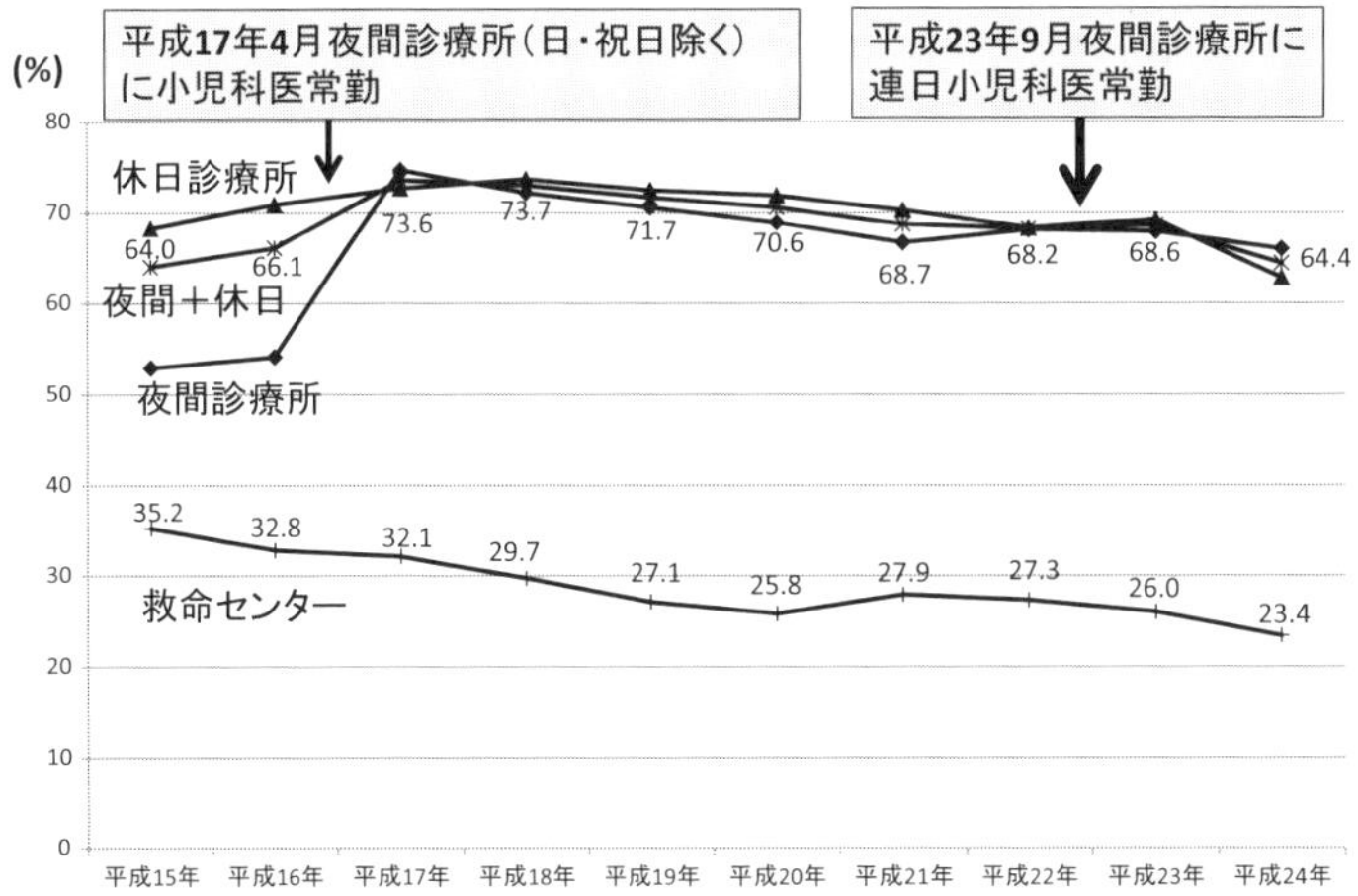

者さんが、救命センターを気軽に受診する、所謂「コンビニ受診」である。山形県および山形市医師会は、軽症患者は夜間・休日診療所を受診するように住民に啓蒙を続け、平成17年以来救命センター受診患者は減少してきた。新山形市休日夜間診療所が開設した平成23年度は、診療所への受診者数が増加し、救命センターへの受診者数は減少し、過去最低になった。しかし診療所の受診者数増加に比し、救命センター受診者の減少数は相対的に小さかった。その要因は、山形市、東南村山からの救命センター受診者数は減っていたが、西村山・北村山からの受診者数が増加しているためと考えられた。平成24年度は、診療所、救命センター共に受診者数は増加したが、前者における増加が顕著であった。地域ごとの救命センター受診者は山形市、東南村山からは漸増に留まったが、西村山・北村山からの一次救急患者を中心にした増加が大きかった。

平成25年のゴールデンウイーク中の救命センターの受診者数は、平成24年度に比して全体数、一次救急患者数が増加した。山形市からは減少したものの、天童市、西村山全市町村、村山市を除く北村山2市1町からは増加していた。今後救命センターへの軽症患者の受診者数を減らすには、少なくとも一次救急患者までは各地域内で対応できる体制を構築する必要があることが示唆された。

平成24年度の救命センターと診療所を合わせた受診者数は、36,789人でうち15歳以下は16,687人、45・4%である。受診者数の動向をみると小児に対する救急医療体制が大きく影響していることが分かる。休日診療所には平成13年10月から小児科医が常駐していたが、平成17年4月夜間診療所に日曜、祝日を除く毎日、小児科医が常駐するようになると夜間診療所への小児の受診が急増した。平成23年9月から夜間診療所に曜日を問わず小児科医が常駐するようになると、さらに夜間診療所への小児の受診が増加した。診療所の受診者は3分の2が小児であり、全体の患者数の動向に反映されている。平成21年以来の西村山・北村山からの救命センター受診者の増加は、同年4月に県立河北病院が休日夜間の小児科診療を中止したことが大きいと考えられる。救命センターの受診者の15歳以下の割合は4人に1人程度であり、今後、救命センターへの一次救急患者の受診を減らすためには、大人の患者の救命センター以外への受診をさらに誘導する必要がある。そのためには、救命センターの三次医療機関としての使命につき住民に対し啓蒙を続けて行く必要がある。

平成23年9月の開設以来、山形市休日夜間診療所の受診者数は小児を中心に増え続け、休日診療所には小児科医がもう1名応援に出て対応している。これ以上の受診者増には対応が難しくなっている状況があり、少なくとも軽症患者には各地域で医療を提供できるようする必要がある。

新「山形市休日夜間診療所」の開設に合わせ、平成23年9月から、小児救急電話相談に加え、大人の救急電話相談事業が開始された。しかし平成24年度の相談件数は一晩当たり、小児が9・6件（平成23年度9・8件）であるのに対し、大人はわずかに1・5件（平成23年度1・4件）であった。全県的にはまだまだ認知度が低く、今後さらに周知していく必要がある。また山形市・山辺町・中山町の住民を対象にした、「24時間健康・医療相談サービス」事業が本年5月1日から開始されたが、救急電話相談事業と重複する部分もあり今後成果につき検証していく必要があろう。

救命センターが、本来の使命である三次救急医療を県民に適切に提供していくためには、医療機関、医師会、行政、住民、さらにはメディアが一体となり救命センターを医療の最後の砦として位置づけ、軽症患者の受診を減らす努力を続けて行く必要がある。

まとめ

平成23年度救命センター受診者数は過去最低であったが、平成24年度は増加した。山形市、東南村山からの受診者数は漸増であったが、西村山・北村山からは増加が大きかった。

救命センター受診者の増加数に対し、休日夜間診療所の受診者の増加が大きく、救命センター受診者数との差は2、583人と開き過去最高となった。

小児の占める割合は、救命センターは約4分の1に対し、診療所は約3分の2であった。平成17年以来の患者動向は、小児に対する救急医療体制の変化により大きな影響を受けた。

救命センターへの一次救急患者の受診者数を減らすには、各地域で軽症患者に対する救急医療が提供できる体制を構築していくことが必要である。

謝辞

山形市休日夜間診療所の診療に従事されておられる山形市医師会、上山市医師会（小児科）、天童市医師会（小児科）、山形大学および各病院の先生方に感謝申し上げます。

文献

後藤敏和、森野一真、瀬尾伸夫、他：休日夜間診療所の充実が救命救急センターの患者動向に及ぼした影響。山形県医師会会報　第731号p.13-17、2012。

第4章

災害対策委員長　奮闘記

〝見えなかったものが見えた、見なくてよかったものも見てしまった〟

災害対策委員会は年に2回開催されますが、救命救急センター副所長が災害対策委員長となります。下部組織としての「災害対策医療マニュアル改定部会」は毎月開催され、DMAT隊員が中心となって、マニュアル（平成18年作成、第2版）の改訂作業と災害医療班派遣に伴う必要物資等の点検などを行っていましたが、災害医療の分野では四川大地震などに派遣され、徳島県の災害医療アドバイザー、静岡県や東京都の災害医療検討委員も務め、既に全国的に有名になっていた救急科診療科長・森野一真先生（現在、副院長兼救命救急センター副所長）が実質的に取り仕切っていました。そのまま森野先生にお願いすることとし、私はほとんどタッチしませんでした。

東日本大震災の発生

平成23年3月11日、14時46分、東日本大震災が発生しました。私は自室でデスクワークをしていましたが、まず集中治療室に様子を見に行きました。レスピレーターが少し動いているくらいで被害はありませんでした。院長は不在で、まずマニュアル（平成18年作成、第2版）を見ました。平成18年に森野医師主導で大規模な災害対策訓練を実施していましたが、その時、大した役務はしておらず、〝災害が起こってもあまり大変でないな〟と思った記憶がありました。事実、災害時には院長が災害対策本部長となり指揮を執ることになっており、救命救急センター副所長は〝トリアージの責任者〟としか記載がありませんでした。頼みの森野医師は県全体の災害医療対策の指揮（現在は、統括災害医療コーディネーター）を執るべく県庁に出かけたきり連絡が取れなくなりました。私自身の準備不足を痛感しました。

当時事務局長は長谷川清美氏でしたが、彼の発案で事務局長室に災害対策本部を設置（マニュアルでは1階のDI室に設置することになっていた）したのが、15時25分、発災から39分を要しました。正直言って、〃とんでもないときに救命救急センター副所長になっていたもんだ〃と思ったのですが、太平洋岸の被害状況が明らかになるにつれ、医局時代に外来応援診療（アルバイト）に行っていた石巻赤十字病院や、同級生である石巻市立病院・伊勢秀雄院長のことを思い〃山の向こうはさぞかし大変なことになっているんだろう、ぐずぐず言っている場合じゃない、俺がやらなくて誰がやるんだ〃と夕映えに茜色に染まった奥羽山脈を見ながら腹をくくりました。小田院長が災害対策本部長となりましたが、院長の指示で私が実質上の指揮を執りました。小田院長は、平成18年に私が救命救急センター副所長になったときに、県立河北病院副院長から中央病院院長として異動されており、勤務年限の長い自分が病院のハード・ソフトを一番よく把握しているはずでした。

最初の3日間は病院に泊まりこみ2週間は全力で対応しました。被災地からの患者搬送は身構えたほどには少なく、インフラ障害時の病院機能維持が最大の仕事になりました。DMATや医療救護班の派遣は救急科とDMAT隊員が取り仕切ってくれました。

私は最年少の副院長でしたが、先輩副院長の先生方も協力してくれました。管理者会議のメンバーが毎朝7時に集合し、その日可能な診療・検査・投薬等について検討し、8時と8時30分に職員向けに院内放送で周知しました。最後に「今日も一日頑張りましょう」と付け加えました。手術については、外科系副院長が前日15時に関係者を集めて検討し可能な手術を決定しました。

想定外のことが次々と起こり、中でも最も大変だったのが、福島県から原発事故を逃れてきた患者さんへの対応でした（「あんどきのせんせだ（あの時の先生だ）」参照）。臨機応変な対応が求められましたが、職員の協力で乗り切れました。普段から職種を越えて職員と良い付き合いをしておくことが大事だと痛感しました。

マニュアルの充実が必要だ

一区切りついてから、ほとんど役立たなかったマニュアルの改訂に着手し、半年で第3版を完成させました。DMAT隊員の助力のおかげで、本部機能の充実、放射能汚染対策等を含めた立派なものができたと自負しています。災害時は臨機応変な対応が求められますが、マニュアルは災害時の言わば病院の法律です。職員や部署間でトラブルになったときの拠り所となるものであり、出来るだけ充実させておく必要があります。

電気や水道は比較的早く復帰したのですが、長く続いたのがガソリン不足です。親しくしているガソリンスタンド運営会社の会長・社長の好意で今後の災害時には、当院の職員の通勤用にガソリンを優先的に供給してくれるという契約を結ぶことができました。

この経験は、普段付き合いのなかった職員たちとも、否応なしに緊密に触れ合う機会となりました。普段自己主張しない目立たない職員が、うんと頼りになる人だったと分かったり、また逆の場合を垣間見たり、〝見えなかったものが見えて、見なくてよかったものも見てしまった〟2週間でした。究極の事態には、人間としての本性が出るもんだと感じました。

失態も演じました。４月７日深夜の最大の余震のとき、私は酒を飲んで寝てしまい、起きられなかったのです。３時頃病院に電話したら、院長が被害を確認していました。「来なくてよい」との言葉に甘え、当日の診療体制を仕切るべく病院に行ったのは早朝５時ころでした。

ともあれ皆の協力で災害を乗り切れたことは、私にとり自信ともなり、また油断することへの戒めも経験し、院長になる前の貴重な体験となりました。災害時にものをいうのは、普段から職員と良い人間関係を作っておくことであると痛感したのでした。

発災から２週間ばかりしたある夕方、仕事を終え自宅に帰るところの看護師さんが私に言ってくれました。「先生、先生の声聞くと安心する。先生の声って癒し系だね」と。職員向けの院内放送を聞いていた看護師さんの言葉でした。その言葉を聞き、私は２週間の疲れが吹き飛んだ思いがしたのでした。

この時の体験は平成23年11月12日開催、山形県医師会主催のシンポジウム（医師会活動を考えるシンポジウム「東日本大震災に対する医療者側の教訓とメッセージ―被災地隣県の経験から」参照）および、平成28年２月、森野副所長が会長を務めた集団災害医学会で、基調講演として発表させていただきました（第21回　日本集団災害医学会総会・学術集会「基調講演１　東日本大震災における東北地方日本海側の災害拠点病院の対応と課題」参照）。

あんどぎのせんせだ（あの時の先生だ）

（山形県医師会会報　第725号　平成24年1月）

山形県立中央病院　災害対策委員長　後藤敏和

3月17日、15時40分、対策本部（事務局長室）にいた私のPHSがなった。

「先生、福島からの患者さん来たは。もう病院の中さ入って行ったは！」外来師長からの悲痛な叫び声だった。

「今行ぐ！　放射線技師呼んだか？」

「今、呼んでます。」

直ぐに立ち上がり、階段を駆け降り、外来玄関に走った。

（予測していた事態がとうとう来たな。）走りながら思った。

玄関の風除室の前に、初老の女性と30歳くらいの男性が立っており、外来師長が話を聞いていた。

「先生、あの患者さん。」総合受付近くにいた外来看護師のAさんの指さす先には、初老の男性が、あたりを見回しながら生理検査室の方に向かい歩いて行くのが見えた。そして、その後を看護師が2人「ちょっと待って！」と言いながら追いかけていた。

外来師長が私に、患者さんが持参したという紹介状を差し出した。南相馬市の病院からのものだった。紹介状とはいっても、あて名は「担当医」とだけ記載してあり、ごく簡単な走り書きで、月・水・金と週に3回透析をしている、今後宜しく、投与薬剤はお薬手帳参照、とだけ書いてあった。現地の慌ただしい状況が伺い知れた。

ほどなくして看護師2人に付き添われながら、男性が玄関に戻ってきた。

3人は、透析患者である男性と、その奥さん、息子だった。息子さんが運転する車で南相馬市から避難して来たのだった。「もう、いつ医院を再開できるか分からないから、避難した先で透析をやってもらうように」と院長に言われて来た、と言う。

「われげど（悪いけれど）、もう一回外さ出てな。放射能に汚染されていねが調べさせてもらわんなねんだ。」と言うと、男性は素直に従い、風除室から家族2人が立っている外に出た。

折悪しく外は吹雪であった。時折、強い風が巻くように吹いた。

「われな（悪いな）、われな、寒いどごさ立たせて、今、調べる技師が来っからな。」「病院の中汚染すっど、ほかの患者さん診られなくなるもんだから。われな、われな。」と風除室から声をかけ詫び続けた。

病院の外に出された男性は、苦笑いして無言でうなずいたが、私を見つめる3人の視線は、いかにも恨めしそうだった。

「放射線技師呼んだんだよな」時間稼ぎの私の問いに、

「はい、呼びました」とB看護師が答えた。

3人はジャンパーは来ていたが、吹雪の中で体を丸め、いかにも寒そうだった。

私は外来師長に言った。

「われげど（悪いけれど）、あんたも何か着て3人から10ｍ離れて外に立って付き添ってけろ。声がけ続けてな。」

外来師長は「分かりました。」と言って外来師長室に走っていった。

前日に、米沢の病院を受診した妊婦が、あまりの警戒ぶりに気分を害し診察を断り帰ってしまった、という情報が入ってきていた。また吉村県知事名で、〝福島からの避難住民をあたたかく受け入れるように〟という趣旨の、文書も回ってきていた。〝福島から逃れてくる人たちに悪い印象を与えてはならない〟という思いでいっぱいだった。

放射線技師が来るまでの時間がすごく長く感じられた。私の依頼を受けて、「汚染された可能性のある患者さんが来院した時の対応マニュアル」を、放射線科の江口医師を中心に、放射線科技師、NBC対応訓練を受けた看護師が検討し完成させていた。前夜の20時である。3月14日、米沢に初めて福島県住民が避難して来て以来、二転三転する行政の勧告に翻弄されながらも、毎日修正を加えて完成させた最新版のマニュアルである。

「汚染していれば、大変なことになるな、汚染されていないといいな。」と心の中で願った。

やがてマスクをし、手術室で使用する使い捨ての帽子で頭を覆い、予防着を着た放射線技師、C君とD君の2人に、ほかの放射線技師3、4人が付き従って急ぎ足でやってきた。C君は外に立っている患者さんに近づき、計測を始めた。カウンターからプツプツプツと音が鳴った。

「やっぱり汚染されているのかな?」と、心配が頭をよぎった。

C技師は頭、体、ズボン、靴と計測を続けて行った。傍らでもう1人の技師が、Cさんが読み上げる数値を紙に記録している。

「どうなのや」私が声をかけても無言で返事をしない。やがて「江口先生呼んで」とDさんが口を開いた。

ほどなく江口医師が足早にやってきた。記録された紙を見て、うーんとうなり「□□君呼んで」と言った。

当院のカウンターは口径が2・5㎝で、標準の5㎝ではないのだ。公表されている基準値は5㎝のもので、当院で測定した値をそのまま当てはめて考えることができないのだ。江口先生でも解釈が難しいのかしら、と思いを巡らした。

福島からの3人は無言で成り行きを見ている。5mばかり離れて、コートを羽織った外来師長が付き添っている。

「われな（悪いな）、待たせて、おらだも初めての経験でよ。」私は言った。

男性はうなずいてくれた。

□□君が走ってやってきた。□□君は放射線治療担当の副技師長である。

データを見ながら江口医師と話している。江口医師も納得顔でうなずいている。

江口医師が言葉を発した。「後藤先生、大丈夫です。ただ靴だけカウントが少し高いので靴だけ脱いでもらって入ってもらったら。」と笑顔で答えてくれた。

「ありがとうございます。お手間かけました。今後とも宜しくお願いします。」と、私は礼を述べた。

最後の一文を意識的に慇懃に言った。

既に、男性が歩いた跡の床を、ビニール手袋をした看護師と放射線技師がふき取りを始めていた。

E看護師が、男性の脱いだ靴をビニール袋に入れ、代わりに、用意したスリッパに履き替えてもらい、院内に導き入れた。靴のカウントが高かったので、ほかの2人の家族は病院内に入らないでもらうことにした。

男性には、今から入院してもらい、明日、透析をする旨を説明した。奥さんと息子は、これから泊るところを探しに行くという。私は、大の目温泉という温泉宿が近くにあることを教えた。

2人は私に、「よろしくお願いします。」と頭をさげ、福島ナンバーの車に乗り去って行った。

透析室長の矢作医師にPHSで連絡をとり、事情を話し、9西に入院してもらうから主治医になってくれるように頼んだ。矢作医師は快く引き受けてくれた。

翌3月18日から、「汚染の可能性のある患者さん用の受付」を風除室に設置し、職員を2名配置した。

その日から2週間ばかりしての火曜日、原発事故を別にすれば事態はだいぶ落ち着いてきていた。私も免除してもらっていた新患外来に出た。

南相馬市が住所の女性のカルテが回ってきた。呼び入れると3人が入ってきた。そのうちの初老の男性が言った。

「あっ、あんどぎの先生だ。いがった（良かった）。」

あの日の一家3人だった。

男性は10日ほどで退院し、奥さんと息子さんが見つけた鈴川のアパートに3人で暮らし、当院の外来透析に通っているという。今回の患者さんは奥さんだった。南相馬の病院に心臓病で通院中だったが、震災以来、たびたび胸が痛くなるという。心電図ではT波がひっくり返っていた。最近生じた虚血の可能性を示唆するものである。

奥さんに入院をお勧めすると、素直に従った。そのまま入院となり、結局1週間後に、心臓カテーテル検査を受けた。

診察室から出て行く時、男性が言った。

「先生の言葉、(福島住民の私たちと)おんなじだからいがった(良かった)。」

私は、〝ああ、少なくともあの日の対応で、いやな思いをしていなかったんだ〟とほっとした。

その後も原発事故から逃れてきた福島の住民は増え続け、落合のスポーツセンターにはピーク時で約1、000人が避難した。

新聞の放射能測定値をみると、福島と山形では2ケタ違うが、山形よりも仙台が明らかに高い。米沢は山形の倍近くあるが、福島とはやはり2ケタ違っている。

病院の玄関からは、福島の方向である東南の方向に龍山・蔵王、その北側に雁戸山の秀峰、笹谷峠に下り、さらにその北に、はまぐり山、山形神室と続く奥羽山脈の美しい姿が望まれる。

幼いころから、山形は四方を高い山に阻まれているために、開発が遅れているんだ、とコンプレックスを持って育ってきた。

しかし今は違う。雪が降らず、産業が発展している表日本とよばれる地域と、裏日本と侮蔑的に呼ばれる山形を隔てている山々が、放射能から山形を守ってくれたのだ。

何気なく毎日目にしている山々、江戸時代の人も平安時代の人も、そして有史以前から、この地に住む人々は私が今日眺めているのと同じ山々を仰ぎみてきたはずだ。

そう思うと、この故郷山形がいとおしく、雪を頂いた山々が神々しく見えるのである。

福島県から山形県に避難してきた住民は、10月22日現在、12、202人に上り11月に入っても、なお増え続けている。

9月13日まで、当院を受診した震災関係の患者さんは、福島県民を中心に745人である。

（平成23年11月12日）

＊　　＊

東日本大震災に対する医療者側の教訓とメッセージ―被災地隣県の経験から

（医師活動を支えるシンポジウム　平成23年11月12日開催）

（平成23年度　山形県医師会学術雑誌　平成24年3月10日）

★病院から

山形県立中央病院副院長（救命救急センター副所長、災害対策委員長）　後藤敏和

地震が発生したのは、14時46分、災害対策本部を事務局長室に設置したのが、15時25分、39分を要しております。時間がかかった理由は、当初山形県内の状況が一切入って来なかったことによります。災害時優先電話はつながらず、防災無線も何故かつながらない。ただ1つDMATの衛星電話だけが使えるという状態でした。被災者が多数搬送されてくることを前提としているマニュアルでは、1階のDI室（医薬品情報室）に災害対策本部を作ることになっているのですが、通常は災害優先電話が配備されているだけで、何もありません。事務局長の提言で、総務課の隣にあり情報が入りやすいということで、本部を事務局長室に設置しました。

正確な記録が重要になると考え、ホワイトボードに時系列で事実を書き留めることにしました。

地震当日は次々にいろいろな問題が生じました。

電話が通じず、呼び出しのための連絡が困難で当日の各診療科オンコール医師に宿泊を要請しました。急遽、会議室に、業者が、患者さんの付き添い用にリネン室に用意してある簡易ベッドを運び込みました。

停電後、自家発電に切り替わりましたが、立ち上げようとした第2CTが立ち上がりませんでした（基板が壊れてたことによると後に判明）。幸い第1CTは立ち上がりましたが、急患に備え、発電機を2台から3台にフル稼働させ、心カテと脳アンギオの機械を同時に立ち上げて、同時稼働可能であるか確認しました。確認後、急患は通常通り受け入れることとしました。結局地震当日は、被災地からの搬送はありませんでした。当院を受診した震災関連の最初の患者さんは、停電のため在宅酸素療法が不可能となった患者さんでした。県内では在宅酸素療法中の1人暮らしの患者さんが、1人亡くなっておりま

写真１

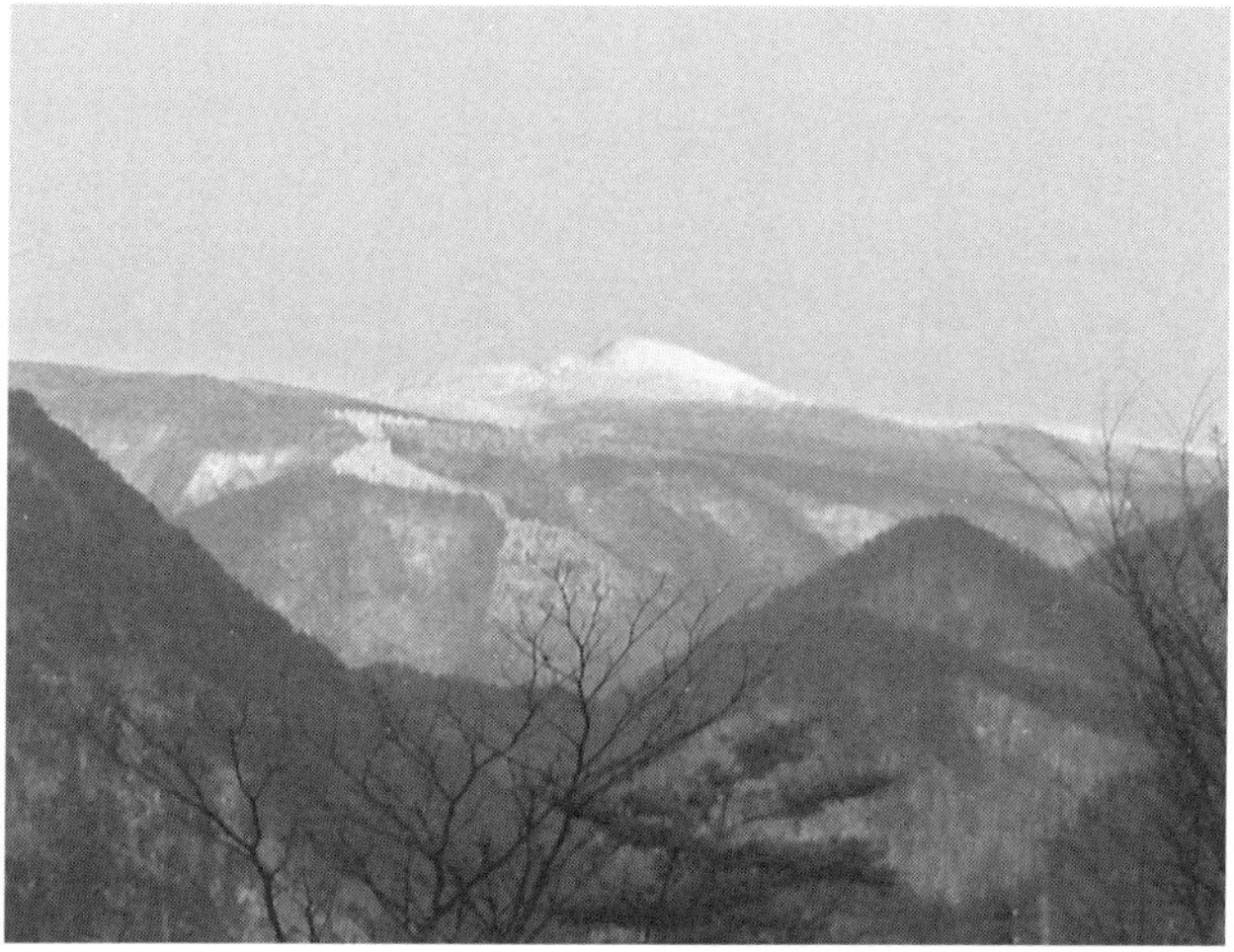

す。

当日の夕方撮った夕映えに輝いている山形神室の写真です（写真１）。石巻市立病院の伊勢院長は同級生です。石巻赤十字病院は、医局在籍中に外来診療を手伝っていました。当院に在籍したことがある医師もおります。山の向こうでは、さぞかし大変なことになっているんだろうな、と心配しておりました。

今回の災害には、平成18年改訂、「災害対策医療マニュアル、第2版」は部分的にしか役に立ちませんでした。災害対応が一段落した5月、災害対策委員会を開催しました。そしてまた来るかも知れない災害に備えて半年間でマニュアルを拡充改訂することを決めました。各部門に責任者を決め、部門の意見を集約してもらい、災害対策委員長である私と検討を重ね部門毎の対応策を練りました。さらに6回の全体会（小委員会）で検討し、10月31日にようやく完成したものです。非常に愛着を持っております。

以後、新しいマニュアルに沿って今回の震災対応における問題点と対応策を述べていきお話しします。まず「情報収集と連絡方法」についてです。とにかく情報が入りませんでした。外部との連絡は衛星携帯電話だけ可能でした。もう1台購入するように予算要求しております。ＥＭＩＳ（広域災害医療情報システム）からの情報入手のためＤＭＡＴ隊員を本部要因に加えることにしました。私も災害対策用にＦＡＣＥＢＯＯＫに加入しましたが、平常時にはほとんど必要性を感じません。

今回、固定電話・携帯電話がつながらず、携帯電話のメールは何回か試行するとつながった、ということでした。当院には、毎年、年度初めに更新している電話での非常呼出し系統図があります。これを本にして携帯電話のメールアドレスを利用して非常呼出し系統を構築しました。さらに100名まで一斉メールが可能であるスマートホンを購入し、医師向けの一斉メール連絡方法を構築しました（注：平成23年11月30日、試行し受信率76・7％）。メールアドレスを病院に提示してもらうために、個人情報保護委員会に図り、各人から承諾書を取ったうえで教示してもらいました。私としては、病院の業務上必要な情報であり、承諾書までは要らないのでは、と思っております（注：平成23年12月以降、口頭で依頼し教示してもらうように変更）。

職員携行用に災害時のアクションカードを作成しました（図1）。クレジットカード大で、表には病院への登院基準、裏には、登院時の携行物と登院時の入り口、登録場所、呼び出し系統での下流3名の名前が記入できるようになっています。

院内向けの情報伝達・連絡には院内放送が大いに役に立ちました。当初は必要に応じ適宜、落ち着いてからは8時と8時半に、当日に可能な検査・手術等、診療業務について放送しました。医師向けには

図1

職員用携行カード

表

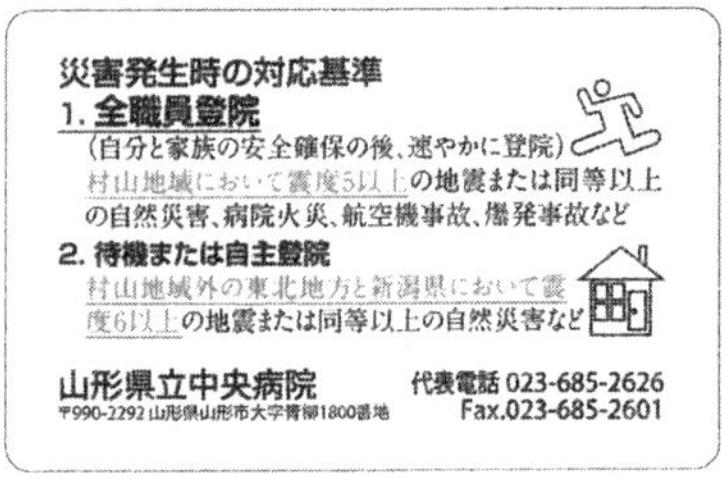
災害発生時の対応基準
1. 全職員登院
（自分と家族の安全確保の後、速やかに登院）
村山地域において震度5以上の地震または同等以上の自然災害、病院火災、航空機事故、爆発事故など
2. 待機または自主登院
村山地域外の東北地方と新潟県において震度6以上の地震または同等以上の自然災害など
山形県立中央病院
〒990-2292 山形県山形市大字青柳1800番地
代表電話 023-685-2626
Fax.023-685-2601

裏

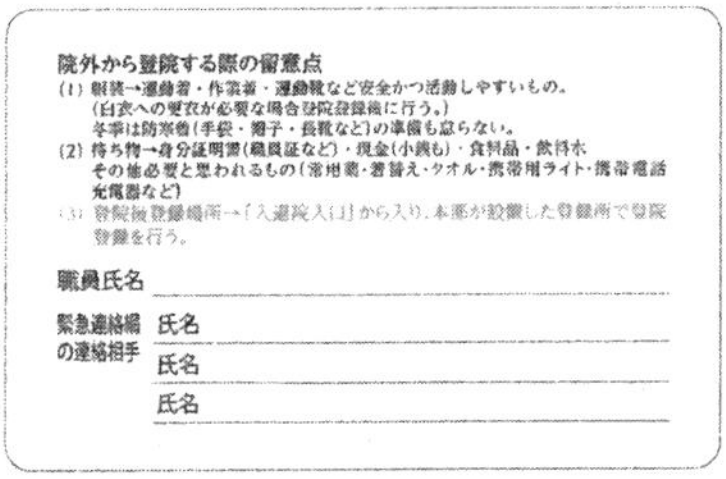
院外から登院する際の留意点
(1) 服装→運動着・作業着・運動靴など安全かつ活動しやすいもの。
（白衣への更衣が必要な場合登院登録後に行う。）
冬季は防寒着（手袋・帽子・長靴など）の準備も怠らない。
(2) 持ち物→身分証明書（職員証など）・現金（小銭も）・食料品・飲料水
その他必要と思われるもの（常用薬・着替え・タオル・携帯用ライト・携帯電話充電器など）
(3) 登院後登録場所→「入退院入口」から入り、本部が設置した登録所で登院登録を行う。
職員氏名
緊急連絡網の連絡相手　氏名
氏名
氏名

医局内にホワイトボードを設置し、情報を適宜張り出しました。掲示物には、必ず時刻を記載しました。はじめはワープロで入力して印刷したものを拡大コピーしていましたが、時間がかかり、字も細くて読みずらく、結局マジックで書いたものが、一番分かりやすかったと思います。直接書く方が、気持ちがこもるのかも知れません。

今回の災害での大きな問題は、「インフラ障害」でした。病院は自家発電装置により、電気はすぐ復旧しましたが、一般家庭では大変でした。医師の多くは、家にいるよりも病院にいた方がずっと快適だった、と言っておりました。ガソリン不足は深刻でした。医薬品、医療機材などの調達が困難になりました。院内の売店には結構食品が入ってきており、近所の住民も買いに来るほどでした。売店によれば、調達先を地元を中心に多くもっているから、とのことでした。

私は3日間病院に泊まりこみ、3月14日の夜に自

写真２

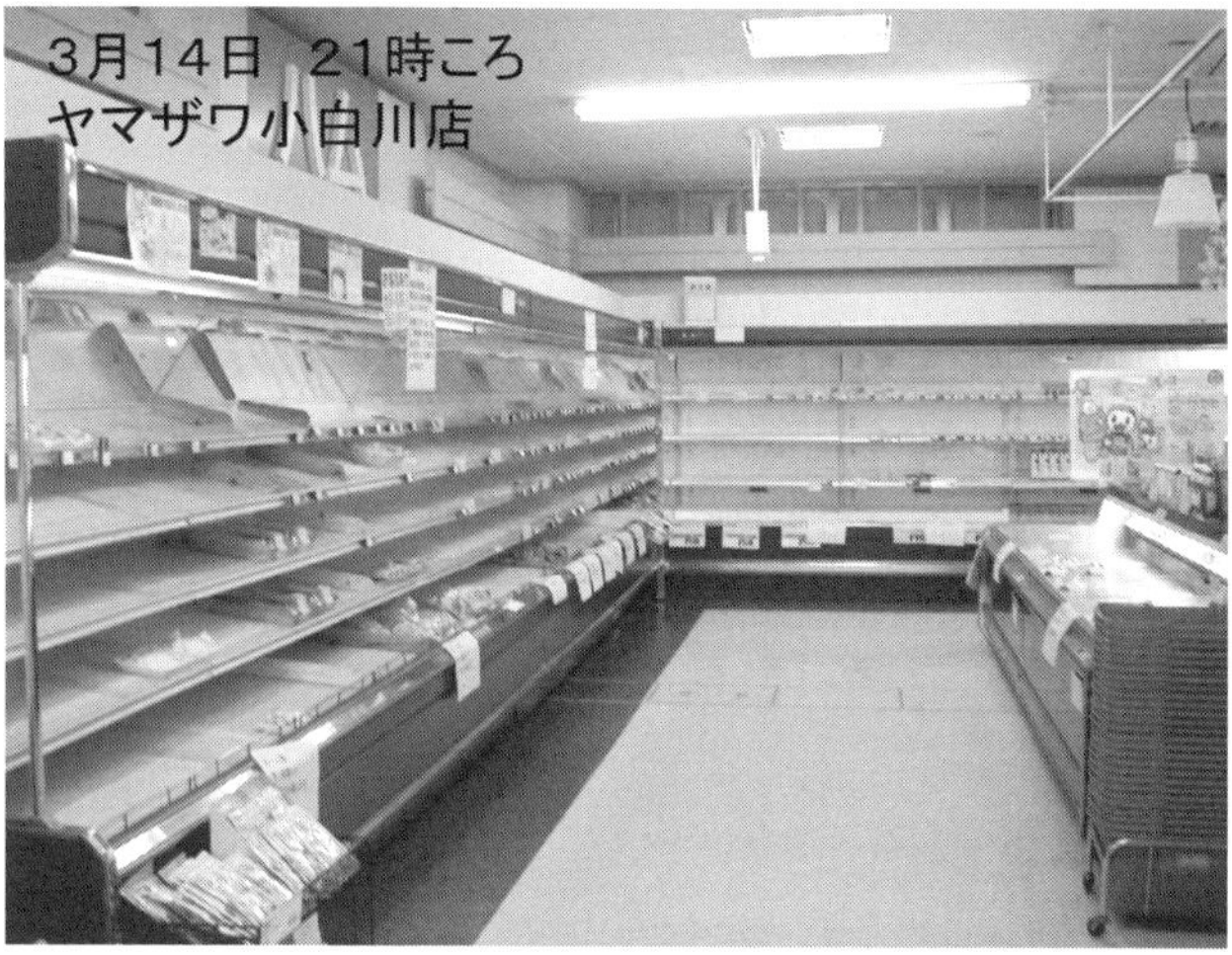

宅に帰ったのですが、この時のヤマザワ小白川店の様子です（写真２）。食品棚がほとんど空の状態です。家の近くのコンビニは閉まっていました。実は私の家族はたまたま新潟に行っていて、私１人山形にいました。幸い県庁の近くのラーメン屋だけが開いていて、空腹を満たすことができました。

ガソリン不足に対する対応としては、あるガソリンスタンド運営会社の御厚意により災害協定を結ぶことができました。緊急車両のほかに、当院職員の通勤用の自家用車にも、優先的にガソリンを供給してもらえることになりました。画期的なことだと思います。

今回のマニュアルのコンセプトは、はじめて読む人にでも分かり易くということです。例えば病院のインフラですが、発電機は3台あって、日中は2台、夜間は1台稼働させ、1台当たり650ＫＷの発電能力があること、コンセント色の違いの意味、白は東北電力から、赤は自家発電に切り替わるが約30秒を要すること、茶色は蓄電池から供給されて停止しないようになっていることが記載されています。

旧版では、極めて貧弱であった「災害対策本部」の項を充実させました。構成員として、中央手術部長、DMAT隊員を加えました。旧版では、救命救急センター副所長は、〝トリアージの責任者〟とだけしか規定されていませんでしたが、3版では〝副本部長として本部長である院長を補佐し、院長が任を担えないときには代わって指揮をとる〟旨を明記しました。災害対策本部会議の開催時刻、院内放送の時刻も明記しました。

今回の災害での最大の問題は、「放射能汚染対策」でした。3月12日の第一原発の1号機の爆発に始まり3号機、2号機、4号機と次々に爆発し、3月14日には福島からの避難民が米沢に押し寄せました。当院でも放射線科、江口先生を中心にして、3月14日急遽マニュアルを作成しました。その後も刻々と代わる情報に応じ、毎日マニュアルは更新されました。保健所の職員が来て、一般住民の除染を当院でやってくれるように依頼されましたが、医療機関では一般の人まではとても手が回らないと、お断りしました。患者さん以外の方の除染は村山総合支庁のシャワー室でやることになったと聞いております。そうしているうちに3月17日、南相馬から紹介状を持って透析患者が、家族と共に突然来院しました。患者さんはもう病院の中に入ってしまっていましたが、あわてて吹雪の中、外に出てもらい、放射線技師が放射線量を測定しました。靴だけがカウントが高めで、スリッパに履き替えてもらい入院となりました。この時の慌てふためいたいきさつは、別にエッセイ風にまとめてみました。

3月18日から、福島からの患者さん向けに風除室内に受付を作り、職員を2名配置しました。寒くて震えている写真です（写真3）。これが日本赤十字社から貸与されている除染用のテントです（写真4）。

写真３

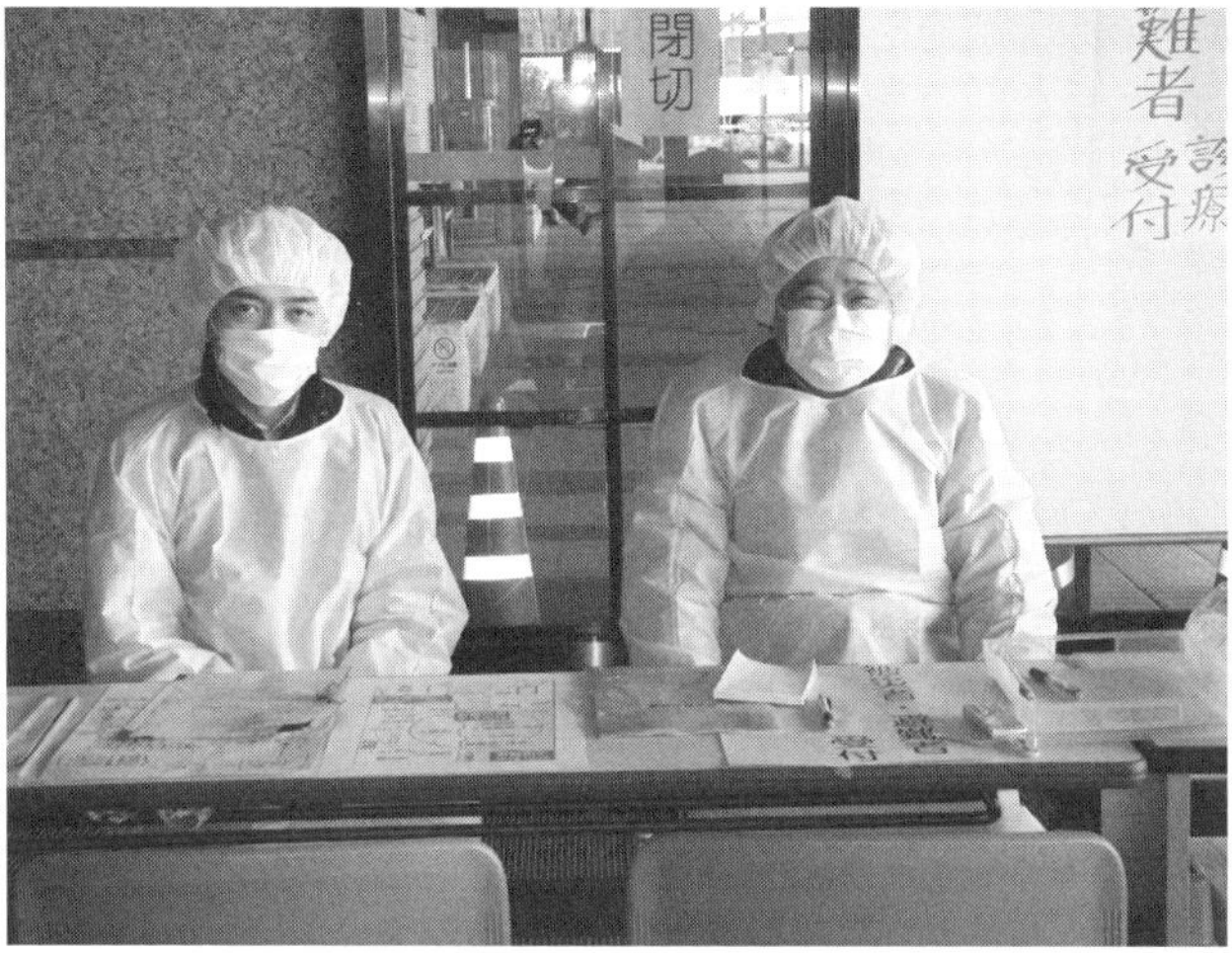

写真４

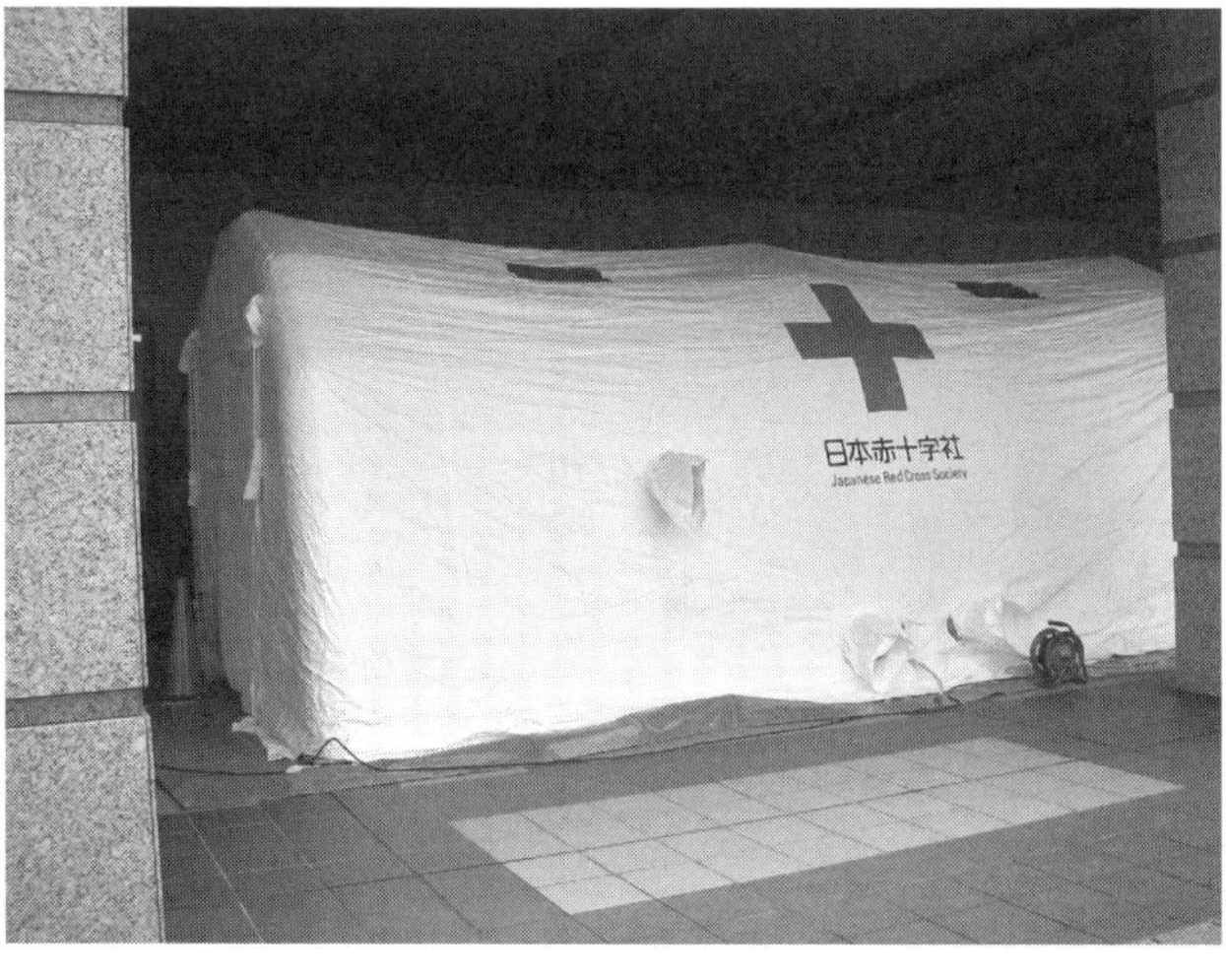

結局、合計で13名の方が計測を受けておりますが、除染を必要とする方はおられませんでした。第3版には、第8章に「放射線汚染患者への対応」として独立した章を設けました。

当院のGMカウンターの口径が2・5㎝で標準型が5㎝であることから、データの解釈に苦労しましたが、標準型を購入してもらいました。

マニュアルには、汚染の疑いのある患者さんがウオークインした場合、救急車で来院した場合、等に分けて詳しく記載してあります（図2）。また計測の時の服装、創傷部位の除染のやり方など、図入りで分かりやすく記載してあります。また放射性物質の核種や半減期についての解説も記載してあります（図3）。

「診療全般」についてですが、反省点は多くあります。空いている研修医は急患室に手伝いに行くように指示をしたところ、急患室が研修医であふれてしまいました。研修医会長の三田先生にお願いして、ローテーション表を作成してもらいました。

3月12日、停電で透析が困難として、西村山の某先生が、電話不通のために、自家用車で直接病院に透析患者の受け入れを依頼に来られました。それで13名を一度に受け入れました。在宅酸素療法中の患者や、透析患者については、緊急時の対応を明確化しておく必要がある、と思います。

情報の不確かさも問題でした。宮城県から来ると予告されながら、実際は来院しなかった患者さんがたくさんいました。要因としては仙台のインフラの回復が早かったこと、東北大学病院が災害医療にすごく頑張ったことがあると思います。

「放射線部」については、機器を同時に稼働することが可能かどうかの参考にするために、各医療機器の消費電力を記載しました。

「手術部」ですが、手術室に患者さんは７人いましたが、５名は手術を中止しております。本部から情報が来なかったとお叱りを受けましたが、出す情報が得られなかった、というのが現実です。３版には業務としての手術の継続の可否は、本部からの情報に基づき、中央手術部長、麻酔科診療科長、手術部看護師長が相談し決定する、と明記しましたが、手術中の患者については、最終的には主治医の判断に任せることとしました。翌日以降の手術については、手術部運営委員会を適宜開催し、翌日の手術については、前日の15時までに決定する、としました。

災害対策委員長として心がけたことは、現場に足を運ぶことです。放射能汚染対策等、現場にかけつけて即判断を下さなければならないことが、数多くありました。少しの時間的な余裕が出来ると、急患室・外来をはじめ、院内をラウンドしました。１週間目に靴が壊れました。買いに行く暇がなくて、１週間そのままはいていました。ラウンド中に職員から貴重な助言を受けることもありました。３月12、13日の土日に軽症者を外来ブロックで分けて診るようにしたのも、３月11日の深夜にラウンド中に救急室の看護師からのアドバイスによるものです。

非常時には指揮・命令系統が一本化していることも重要だと感じました。災害対策委員長としての私に、院長・副院長はじめ管理者会議のメンバーが協力してくれたことが、大きな混乱がなかった要因の１つだと思います。

今回の災害対応では、臨機応変な対応が求められました。そのためには院内のハード、ソフトをよく把握している必要がありました。途中７年間は大学に在籍しておりましたが、昭和51年の研修医時代か

被ばくの可能性のある患者が救急車で来院した場合

山形県立中央病院

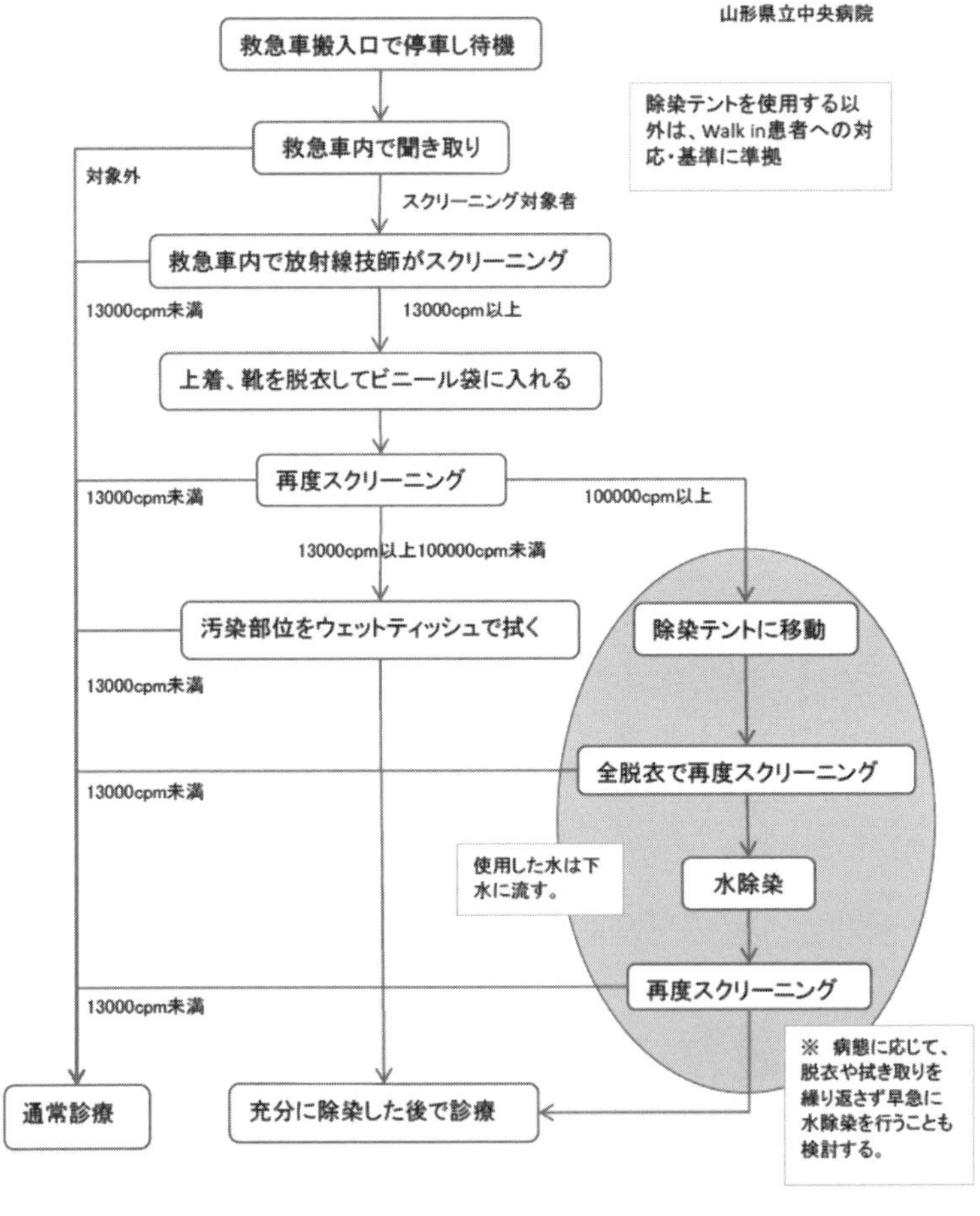

参考） H23年3月時点の国の基準では、除染レベルを「13000cpm以上」から「100000cpm以上」に引き上げられているが、放医研では「13000cpm以上」のままである。
また、シャワー使用後においては医療者への被ばくは無視できるとしている。
ならびに、除染に使用した水はそのまま下水に流してよいとしている。

図2　放射能汚染対策チャート（第3版）

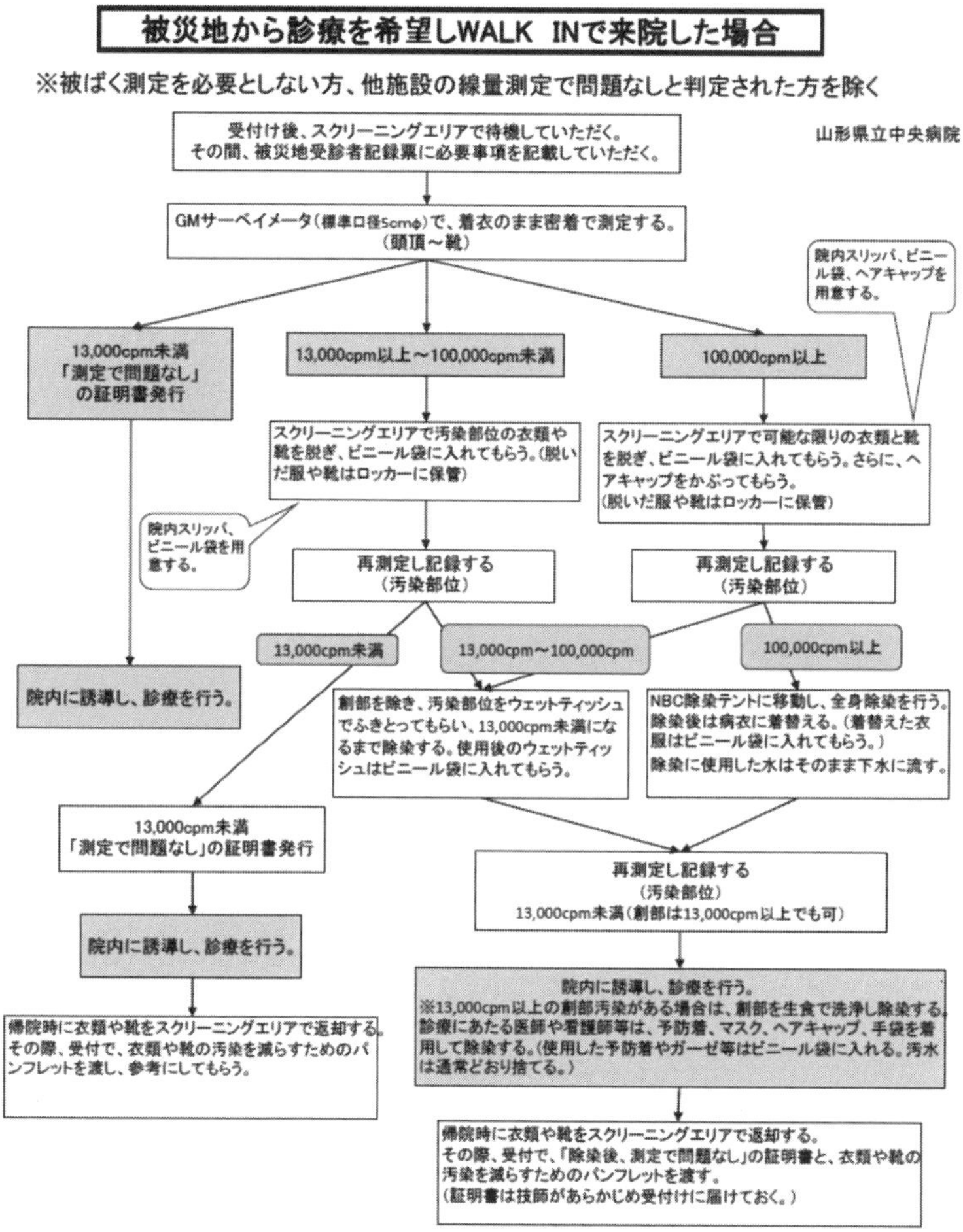

1、正面玄関入口隣にスクリーニングエリアとして臨時受付と屋外テントを設け、全身除染に備えて職員入口隣にNBC除染テントを設ける。
2、小口径GMサーベイメータで測定し、表面汚染が13,000cpm以上で部分除染、100,000cpmで全身除染を行う。
3、13,000cpm以上の創部汚染の除染は院内で行い、13,000cpm未満になれば除染成功とする。
4、100mSv以上の急性高線量被ばく患者は、二次 or 三次被ばく医療機関で対応してもらう。（県内では対応できない。）

図３

- ・スクリーニング検査
- ・除染
- ・創傷処置

等につき解説

除染作業を行うときはプラスチック手袋を必ず使用する。
＜福島第１原子力発電所事故によって放出された核種とその特性＞
【1／有効半減期＝1／物理学的半減期＋1／生物学的半減期】
物理学的半減期とは：放射性物質が物理的崩壊により、その放射能が半減するまでの時間
生物学的半減期とは：体内に取り込まれた放射性物質が、体外に排泄され半減するまでの時間
有効半減期とは：物理学的半減期および生物学的半減期を考慮した実効的な半減期

放射性物質		物理的半減期	生物学的半減期	有効半減期	内部被ばく集積部位
ヨウ素131	^{131}I	8.0日	約130日	約7.5日	甲状腺
ストロンチウム90	^{90}Sr	28.8年	約50年	約18年	骨
セシウム137	^{137}Cs	30年	約100～200日	約100日	全身の筋肉
プルトニウム239	^{239}Pu	2.4万年			

＜放射能汚染スクリーニング検査時スタイル＞
- ・放射能計測時は簡易予防衣、ヘアキャップ、マスクを着用する。
- ・フィルムバッチは必ず装着する。
- ・GMサーベイメーターは標準口径（５cmφ）を使用する。
- ・GMサーベイメーターはビニール袋で被い、汚染したら交換する。

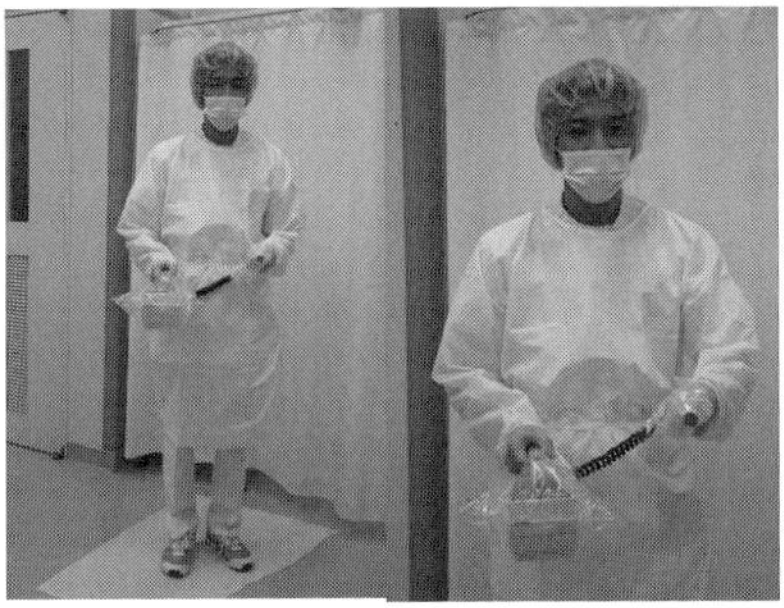

〈創傷部位の除染〉

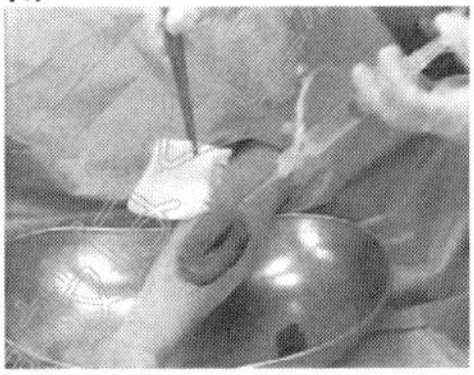

ら数えると、28年間当院に勤務し、親しい職員が各職域にいたことが大きな助けとなりました。この場を借りて感謝申し上げます。

最後に院内ＰＨＳなかったら、とても活動できませんでした。ＰＨＳに感謝！。

第5章

監査で散々指摘された医療安全部長を兼任

同志を得る

病院監査

平成23年12月、東北厚生局による教育研修病院の監査がありました。私が担当する教育研修体制についてはほとんど指摘を受けなかったのですが、医療安全は多くの改善が求められました。①人的体制が貧弱でＳＭ（セーフティーマネージャー：片桐千鶴、現、看護部長）１人に対する負担が大きすぎる、②医療安全の指針が不備、③マニュアルが生かされていない、④議事録が簡略すぎる、⑤医療事故の報告に対する評価、改善点が明らかでない、⑥研修の不備（特に新採医師に対して）というものでした。

医療安全部長を兼任していた担当副院長が、平成24年３月定年退職するのに伴い、小田院長より医療安全も担当するように依頼されました。私は教育研修、救急医療、災害医療担当で11月にＪＣＥＰの教育研修病院機能評価を受審予定であり、一度はお断りしたのですが結局引き受けざるを得なくなりました。救急医療、災害医療の方は新しく副院長兼救命救急センター副所長となった森野一真先生が担当になりました。10月に病院機能評価を控えており、半年で12月の監査で指摘された事項を改善するのは、非常に厳しいものがありました。担当事務は新しく赴任した佐久間正則、医療企画主幹兼医事相談課長、医療安全管理主査（ジェネラルセイフティーマネージャー：ＧＳＭ）は同じく新任の上田絵美師長、医療支援調整相談専門員も新任の中村雪子主査、新人４人体制で医療安全部の体制がスタートしたのでした。

一般に、エリート行政職は知事部局から病院事業局に出向させられるのを嫌がるものなのですが、中村主査は、難関の地方公務員上級試験をパスして県庁に入庁しながら、自ら希望して病院に赴任してきた稀有な行政職でした。

医療安全の重要性につき、病院全体で取り組む姿勢が大事であると考え、副院長全員（内科、呼吸器外科、小児科、救急科）を副部長にしてもらいました。医療事故はいつ起きるか分かりません。４月の最初の勤務日に新しい体制を医局内に掲示、電子カルテにも掲示するなどして院内に周知しました。

４月３日、新研修医に対し、４月16日、新採医師に対し、医療安全につき教育講演会を施行、〝医療事故〟と〝医療過誤〟の違い、〝アクシデント〟と〝インシデント〟、〝ヒアリハット〟の違い、当院の医療安全管理体制、報告書の提出法、院内緊急放送コードである〝コードブルー（心肺蘇生や医師による医療行為が緊急に必要な時）〟、〝コードイエロー（犯罪行為を見つけ、緊急に職員を呼ぶ必要があるとき）〟、医師法第21条（異状死の届け出）等につき私が説明しました。出席できなかった医師には、講演のＤＶＤを配布し、さらに理解できたかアンケート調査も行いました。

医療安全管理委員会では小委員会を重視

外部委員を含めた医療安全管理委員会は毎月開催されていましたが、特に力を入れたのが毎週水曜日に開催している小委員会です。この会は医療安全部長を委員長とし、毎週報告される事案につきレベル判定、過失の有無を判定し、判定困難な事例を毎月の管理委員会に諮るもので最も重要な会議です。各部門から計19名を指名し、ＪＣＥＰ（卒後臨床研修評価機構）の評価事項ともなっていたので各週交代で研修医代表も参加させました。さらに各病棟・部署にもれなくリスクマネージャーを指名し、部署で

図表5－1　医療安全管理小委員会から発した通知

小委員会で検討した事故事例から、決定した予防策を電子カルテ上の掲示板でお知らせ

1.（5月9日）
電源を切らずに医療器械の掃除を行い、感電による熱傷（電撃傷）を受傷
⇒『医療機器の掃除の際には、電源を切って行う。不明な点があればMEセンター（○○○○）、または臨床工学士、○○○○氏（PHS○○○）に連絡してください。』

2.（5月11日）
左右を取り違えて、手術しそうになった事例
⇒『左右を取り違える可能性のある、手術、手技を行うときには、医療行為（消毒・体位固定）に入る前に、医師を含む医療従事者2名以上で左右の確認を行う。』

3.（5月25日）
高齢者への肺炎球菌ワクチンについて：再接種の場合には5年以上の間隔を空けること
⇒『接種の場合は、電カル上で接種履歴を確認を。接種時には履歴として残して下さい。』

4.（6月14日）
正しい欄に入力しなかったため、注射ラベルに印字されず、過量投与した例
⇒注射ラベルに印字される用量・用法は、「使用量」「単位」の欄に正しく入力を

5.（6月14日）
同姓同名患者が病棟内に入院。レクチャーが別の家族に行われた。
⇒①電カル上に赤色付箋（同姓同名患者入院中）②患者確認は、氏名の他、生年月日、診療科、住所、等で確認。不可能な場合には、ネームバンドで　③患者・家族にお知らせして協力要請

発生した医療事故の調査・対策を医療安全部とともに担当し、必要とあれば小委員会への参加を求めました。小委員会で再発防止策を策定できるものは、直ちに電子カルテの掲示板に掲示し職員に通知しました。

はじめに報告された大きなインシデントは、4月16日、○○科の手術において左右を間違えて剃毛とピン固定を行ってしまった、というものでした。小委員会で直ちに以下の対策を決めました。「○○科の手術の際、全身麻酔の場合は麻酔器を移動する直前に、それ以外は剃毛や消毒前に、全員が手を止め手術確認表より〝患者氏名・術式・左右の確認〟を必ず行う。手術直前のタイムアウトは、これまで通り行い二重の確認を取る。」3日後の4月19日には院内に周知しました。6月までに小委員会から発した通知を図表5－1に示します。

また各診療科、部門で対策を練ってもらう必要

図表５－２　PEG作成後、抜糸しないまま転院してしまった事例に対する対策策定を消化器内科診療科長に依頼

内科（消化器）診療科長　○○○○　先生

PEG作成後、抜糸しないまま転院してしまい、転院先に情報が伝わっていなかった事例がありました。今後このような事例が発生しないように、PEG作成後の管理、抜糸等につきアニュアル作成、パス作成等による対策をお願い申し上げます。
おおむね１か月をめどに、医療安全部に提出されてください。

提出先：医療相談支援センター内
セーフティーマネージャー　上田絵美（PHS○○○）

平成24年6月21日　医療安全部長　後藤敏和

図表５－３　文書で対策策定をお願いした事項と対策

小委員会で検討した事故事例から、予防策作成を当該部門・診療科に依頼

1. 小児点滴漏れ事例
⇒副院長（小児科）にマニュアル作成を依頼・・・・・完成
2.カテーテル検査後、止血デバイス使用後の出血例
⇒承諾書に明記するように、循環器内科、診療科長に依頼・・・・済み
3. CT中に点滴抜けた事例
⇒放射線部に対応策依頼・・・・済み
4.ラベルの貼り方が不適切で検体を認識しなかった事例
⇒中央検査部に正しいラベルの貼り方の見本を示すように依頼
5. 成人の点滴漏れ
⇒セーフティーマネージャーがマニュアルの原案作り、小委員会看護部委員が持ち帰り検討中

小委員会で検討した事故事例から、ハードを充実・改善

救命センター、NICU・GCU内でPDA認証のためのコードが2mしかない
⇒即、無線LANでできるように対策

がある事例は、個別に当該部門の長に文書で対策策定をお願いしました（図表5－2、5－3）。ハードで対策を立てられるものについては、事務方に早急な対策を依頼しました（図表5－3）。

小委員会の際に気を付けたのが、会議が長くなりすぎないようにすることです。議論が出尽くしたところで、多数決を取ったり、委員長裁定したりしました。

半年後の病院機能評価に向けて、マニュアルも改定する必要がありました。医療安全の指針、組織体制等総論については、医事相談課長が担当しこういう分野では行政職にかなわないと思ったのでした。疾患各論では、部長の私とGSMが看護部業務委員会、診療科長を中心とした医師に担当を割り振り、改定を依頼しました。全面改定のマニュアルは8月に完成したのでした。JCEP対策用に私がOJTとして訪問した東邦大学大森病院に追随し、医師用に医療安全ポケットマニャアルまで作成したのでした。その後、平成15年4月策定の、時代遅れとなっていた医療事故レベル基準を、県のセーフティーマネジメント会議を経て、平成25年4月から、広く普及している「国立病院における医療事故等の公表に関する指針」に合わせて改定しました。

GSMの上田師長と中村主査は、医療事故（過誤の意味ではありません）が疑われる事例の報告や相談を受けると、委員会用に正確で詳細な事故報告書を迅速に作成してくれました。佐久間医事相談課長を含めた3人は、患者さん、家族の思いを受け止め、思いやりのある対応で、信頼を得ておりました。3人に共通することは時間をかけ、よく〝傾聴〟することでした。

医師からの医療事故報告書が極端に少ない

機能評価に向けて困ったのが、医師からの報告書が極端に少ない（平成23年度５，９７６件中、医師から61件、１％）ことでした。機能評価では10％が基準になっています。名案は浮かびませんでした。そんな時、ドクターヘリ導入に伴い４月に山形済生病院から救急科診療科長として赴任した瀬尾伸夫医師から、既に機能評価Ver.６を受審した済生病院では医師の処方に関する疑義照会を医師からの報告としている、との情報を得ました。早速、ＧＳＭ、薬局長と私の３人で同病院に見学に行きました。これなら当院でもやれると感じ、当院用にモディファイし、５月から実行に移しました。院内処方に関しては、薬剤部が拾い上げ、院外処方については調剤薬局からの電話を受け取る外来ブロックの医療クラークとし、医師のインシデントレポートとしました。その結果、５月のインシデントレポート472件中、医局からは38件（８％）で、うち処方疑義照会（院内）は28件でした。その後の医師からの報告件数を、図表５－４に示します。平成24年度以降、医師からの報告件数は全体の10％以上を保っています（図表５－５）。

10月の機能評価、11月のＪＣＥＰでは、医療安全についてはお褒めの言葉まで頂戴したのでした。毎週開かれる医療安全管理小委員会のメンバーとは、いつしか〝同志〟、と呼びたいほどの連帯が生まれ、忘年会は大いに盛り上がったのでした。

１年間でしたが、医療安全部長を経験したことは、院長就任後大きな力となりました。医療安全部長

図表５－４　年度別の医師の事故報告書数

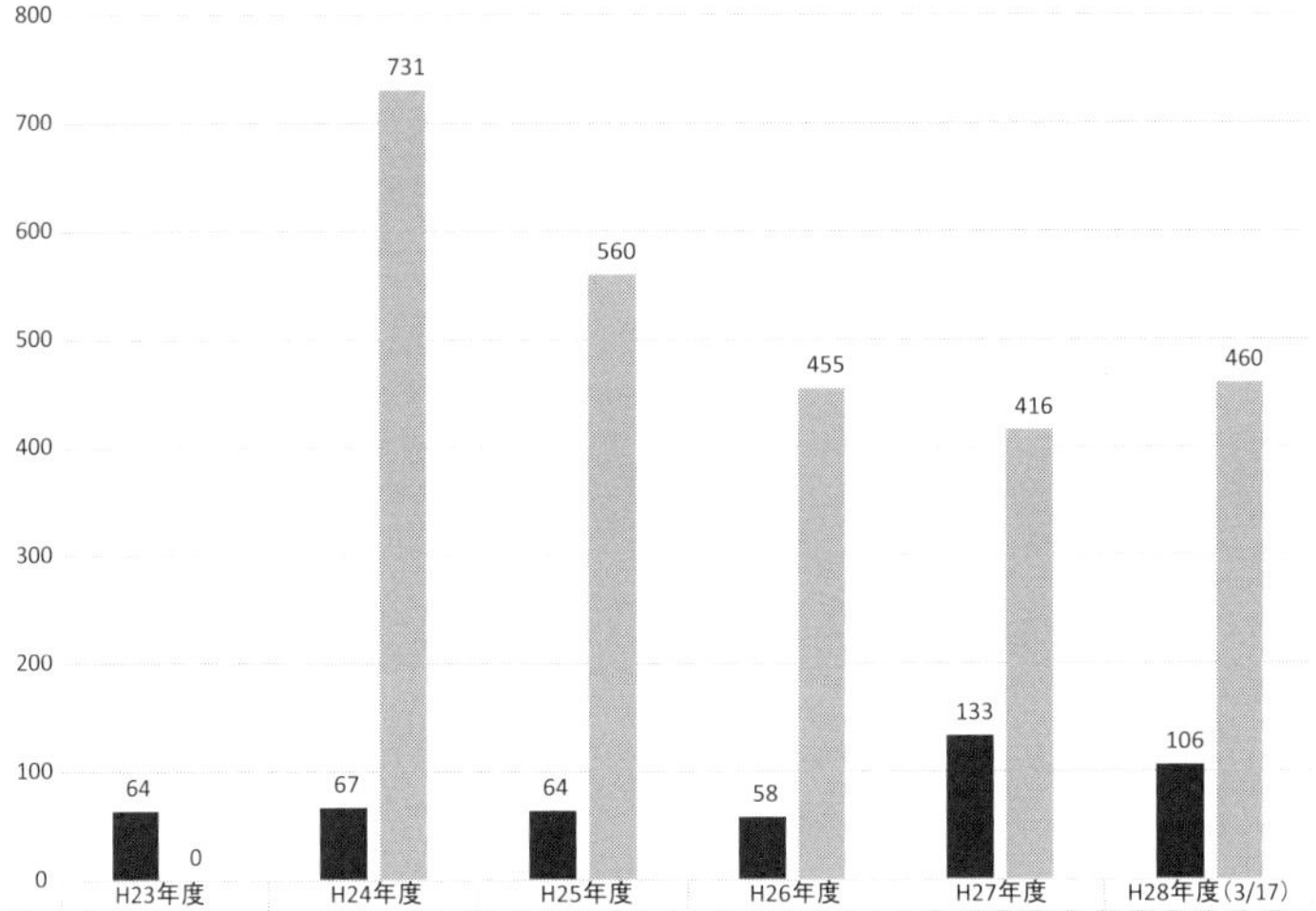

	H23年度	H24年度	H25年度	H26年度	H27年度	H28年度(3/17)
■報告書数	64	67	64	58	133	106
■疑義照会数	0	731	560	455	416	460

■報告書数　■疑義照会数

図表５－５　年度別の事故報告書数と医師の割合

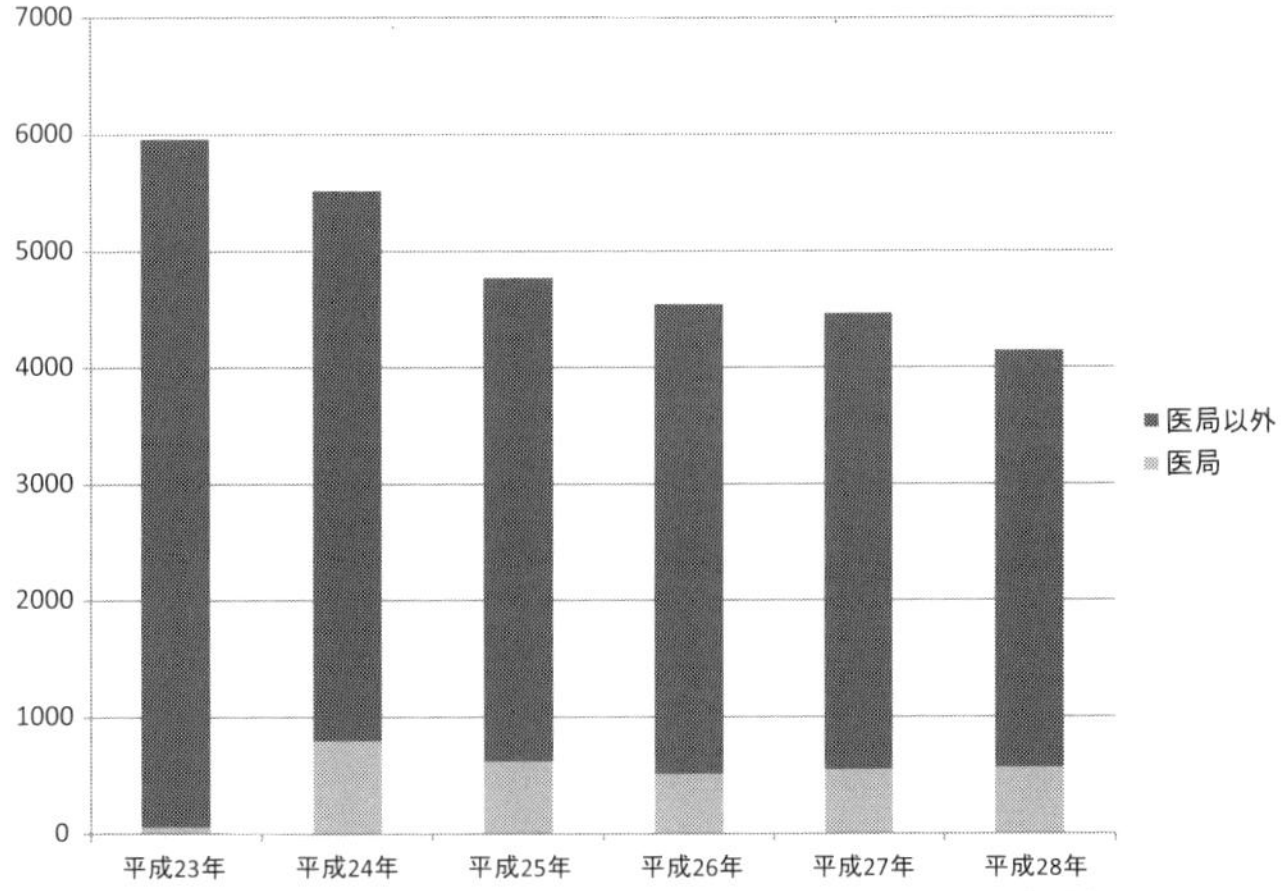

	平成23年	平成24年	平成25年	平成26年	平成27年	平成28年
総数	5960	5517	4772	4539	4458	4142
医局	61	798	624	513	549	566
医局 (%)	1	15	13	11	12	14

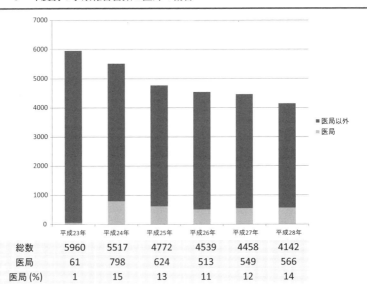

を副院長が兼務していたのですが、あまりにも負担が大きく、私が院長になってから平成27年４月より医療安全担当副院長、星 光先生と別に医療安全部長に櫻井直樹先生を抜擢しました。

医療安全は終わりのない課題

残念ながら平成28年６月、当院で病理検体取り違えによる医療事故が発生し、患者さん、ご家族に多大なご迷惑をおかけし県民の信頼を失墜させました。医療安全に終わりはない、ということを痛感しました。平成27年度に体制を充実させたことは、大いに役立っています。星副院長、櫻井部長を中心に事故調査、再発防止策の策定に傾注してくれています。櫻井部長は名古屋大学の「明日の医療の質向上をリードする医師養成プログラム」（ASUISHI＝あすいし）プロジェクトにも参加しており、当院は医療安全においては、将来、日本をリードする病院になっていることを期待しています。

年々事故報告が減少しているのは、これまでの地道な努力が実を結び、医療事故件数が減っているのだと思います。それでも医療の進歩に合わせ、医療安全上も新たな対策が必要となり、医療安全は医療における終わりのない課題だと思います。

第6章

院長としての4年間

こんなに業績上げて何で赤字なの？

院長就任1年目—DPCⅡ群復帰に向けて

平成25年4月に院長に就任するまで、教育研修部、救急医療・災害医療、医療安全を担当し、経営に関しては、責任ある立場となったことはありませんでした。院長就任初年度は、経営につきあらゆる機会を利用し勉強しました。日本病院会の院長・幹部職員セミナーをはじめ自治体病院協議会、医療事務委託会社等の講演会・勉強会、ｗｅｂセミナー、病院長の集まりがあったときには、懇親会の席上で先輩院長の発言に聞き耳を立てました。特に、大学の2学年後輩ですが、私の1年前に院長に就任していた岩手県立中央病院の望月　泉先生には、惜しげもなく病院経営のノウハウをご教示いただきました。また地方独立行政法人、山形県・酒田市病院機構、日本海総合病院理事長、栗谷義樹先生には副院長の頃より、山形県医師会勤務医部会、THINK TANK委員会の一員に加えていただきご指導をいただきました。

院長1年目の平成25年度は状況把握の年でした。院内のことでも、院長になってみないと分からないことがたくさんありました。平成25年度は、新入院患者数、手術件数、三次救急患者数、入院診療単価すべて増加し、経常収支7億5千万円の黒字を出しました（図表6－1）。しかし院長1年目に感じたことは、〝当院は先進病院に学ばなければならないことが多い〟ということでした。〝私の在任期間4年では到底追いつけないだろう〟とも感じました。当院のような急性期病院は、二度にわたる診療報酬のプラス改定、7対1看護体制とＤＰＣ導入で一様に経営は改善していましたが、先進病院はこの間にも

図表6－1　診療実績（平成24～26年度）

	平成24年度	平成25年度	平成26年度
新外来患者数（人）	29,807	32,524	28,735
新入院患者数（人）	14,524	14,718	14,529
手術件数（件）	6,576	6,939	7,167
救急車搬送件数（人）	2,794	2,818	2,726
3次救急患者数（人）	1,255	1,334	1,259
外来診療単価（円）	14,815	14,926	15,365
入院診療単価（円）	58,947	60,217	61,976
経常損益（千円）	841,132	750,705	147,609

先の時代を読み対策を講じていました。〝花が咲くのは自分の定年退職後かもしれないが、種は蒔いていかなくては〟と考えました。幸いにも平成25年度に「総合入院体制加算Ⅱ（平成28年4月の診療報酬改定で現在はⅢ）」が取得できました。これは当時の医療企画主幹、佐久間正則氏が〝患者数が多く逆紹介率の低い診療科を重点的に指導する〟〝資料添付のない診療情報提供書には直近の血液生化学データを添付する〟など献身的に努力し、逆紹介率を上げたおかげでした。これで約1億円の収入増につながりました。

当院は平成20年7月にDPCを導入し、平成24年にはⅡ群病院となりましたが、私が院長に就任した翌年の平成26年4月にⅢ群に滑り落ちました。平成26年度は診療実績も伸び悩み、診療報酬の実質マイナス改定、消費税増税の影響もあり、経営も低迷しました（図表6－1）。いかにして業績を伸ばし、その結果としてⅡ群病院に復帰するかが、従来の懸案であった「地域医療支援病院」の承認取得とともに院長としての課題となりました。この2つの課題が達成されれば、経営は順調だろうと期待したのでした。院長就任2年目の平成26年度は〝改革〟のための方策を立てる年でした。一部は2年目の途中から実行に移しました。

3年目の平成27年度、本格的に〝改革〟を実行し診療業績を伸ばしました。4年目、最終年の平成28年度は4月にDPCⅡ群に復帰、5月には地域医療支援病院の承認を受け、その勢いで、有終の美を飾ることを期待していたのですが、上半期の様相は予想とは異なり業績は低下しました。急遽、新たな対策を立て下半期より〝新しい改革〟を実行に移し、その効果はすぐに目に見えるようになってきました。

実行してきた方策は先進病院にとっては当たり前のことと嘲笑されそうなことなのですが、平成27、28年の〝改革〟につき紹介します（文献1、文献2参照）[1,2]。

平成27年度の〝改革〟

平成27年度を〝改革の年〟と位置づけました。改革といっても、ビジョンがなければ何をやっていいのか分かりません。私の定年退職後も病院運営を担ってくれる副院長たちに、一緒にビジョンを考えてもらう必要があります。平成26年12月、「将来ビジョン検討委員会」を立ち上げました。当院のビジョンは、高度急性期医療の提供に他なりません。外来、病棟、手術室、救急医療の状況をすべて把握している立場にある福島紀雅副院長（消化器外科）を委員長とし、副院長を部会長とする5つの部会を作り（図表6－2）、改革の具体的な方策を練りました。その結果、各診療科の救急ホットライン設置、救急車を断らない原則の確認、紹介・逆紹介の推進、介護施設との連携強化、クリニカルパスの見直しや土

図表６－２　将来ビジョン検討委員会と部会（（　）は、平成28年度の担当副院長）

将来ビジョン検討委員会を立ち上げ

平成26年12月9日第1回委員会（正・副担当副院長）

- 〇　救急患者受入推進部会（救急科・消化器内科）
- 〇　手術部会（消化器外科・麻酔科）
- 〇　協力医会への部会設置検討部会（内科・消化器内科）
- 〇　土日入院推進部会（外科・看護部長）
- 〇　施設基準適正化部会（内科・事務局長）

日入院の促進等による在院日数の短縮、外科系診療科の外来診療の縮小と手術件数の増加等、種々改革を実行し、診療実績を伸ばしました（図表６－３[1]）。

ドクター用各診療科救急ホットラインの利用状況は、平成27年度294件でしたが、平成28年度は平成29年２月までに呼吸器内科、脳神経外科、消化器内科、整形外科を中心に418件と増加しました。従来通り地域医療室を介し、当該科救急当番に繋いだ件数は平成27年度649件（54件／月）、平成28年度670件（61件／月：２月まで）で減少しておらず、救急患者増に結び付いていると思われました。一方、開業医の先生方に対し、いっそう救急ホットラインについて周知する必要があると思われました。施設基準適正化部会は予想された特定共同指導への対応のため設置したもので、実際は来ませんでしたが、院長が中心となり集中治療室への専従医の配置、当直医の食事場所の変更等を急遽行いました。

図表６－３　平成26・27年度　診療実績

主な業務等	26年度	27年度	26→27
新入院患者数（人）	14,529	15,515	106.8%
救急搬送件数（含、ドクヘリ）（件）	2,853	3,342	117.15
ドクヘリ搬送件数（件）	127	165	129.9%
三次救急患者数（人）	1,259	1,318	104.7%
全手術件数（件）	7,167	7,941	110.8%
（うち全身麻酔）（件）	3,000	3,090	103.0%
内視鏡検査件数（件）	9,800	9,864	100.7%
放射線検査・治療等件数（件）	106,130	112,303	105.8%
臨床検査件数（件）	2,494,958	2,713,684	108.8%
がん入院患者数（年）（人）	5,279	5,269	99.8%
外来化学療法センター（人）	4,146	4,580	110.5%
循環器疾患入院患者数（年）（人）	2,130	2,342	110.0%
周産期入院患者数（年）（胎児及び新生児）（人）	214	227	106.1%

「診療密度向上委員会」について

大きな役割を果たしたのが、「診療密度向上委員会」です。ＤＰＣⅡ群病院からⅢ群に落ちたのは、診療密度がわずかに（１日当たりの包括範囲出来高点数で17・8点、診療報酬でいうと178円）足りなかったためだけでした。２年後のⅡ群復帰を目指すという具体的な目標をそのまま委員会の名称にしました。委員長には現場をよく知り、行動力があり、各論で切り込める人材が相応しいと考え、パス推進委員会の副委員長（委員長は経営担当副院長、武田弘明先生）かつ、医療情報部副部長で電子カルテにも精通している饗場智医師を充てました。平成26年7月7日、第1回を開催、以後月に1回の開催とし、議題と進め方は委員長に一任しました。委員長は各月の開催に備え資料作成のためにアンケートを取ったり、看護部をはじめ各部門と調整を重ねたり頭の下がる努力をしてくれました。

目指したのは、入院期間の短縮と検査・手技の取り漏れ防止です。パスの短縮については、パス委員会にプロジェクトチームを設置し、平成26年度中に211件のパスのうち78件のパスを見直し短縮しました。心臓血管外科は術前７日前に入院し全例にＣＴ検査をするという先進病院では考えられない運用をしていたのですが、術前を３日に短縮しました。元々期間Ⅱ（15日）越えを超えるパスで運用し、平均在院日数18・１日、入院期間Ⅲで退院する患者が78％もいたⅡ型糖尿病パスは、Ⅱ以内の入院パスを新たに作成しました。心臓カテーテル検査のパスは、２泊３日だったのを平成27年４月から１泊２日とした結果、１日単価は６・88から８・82万円に増加し、診療密度の向上に大いに貢献しました。全病棟あげて、土日入院の促進を進め、パス入院に限り上限を決め受け入れを促進しました。そのために、持参薬管理を外来でしておく方策も立ち上げました。また準夜帯での退院も可能としました。

　取り漏れの実態を探ると、病棟・急患室でのエコー検査、ドレナージをはじめとする処置が抜けていることが分かりました。佐藤敏彦先生が６階東病棟で外科用伝票を作成してくれたのを皮切りに病棟ごとに汎用処置、検査の伝票を作成し、施行した処置・検査を伝票チェックし、①医師入力、②看護師チェック、③クラークの確認、の３段階チェックで入力漏れを防止しました。病院には40数台のエコー機器がありますが、全ての機器に紙伝票を備え付け、紙伝票チェックという手段も構築しました。これにより超音波算定件数は、着実に増加し、病棟の算定漏れも減少しました。

　診療密度の経過を（図表６－４）に示します。平成26年11月以降顕著に上昇しています。診療密度向上委員会は、役割を十分に果たし平成27年９月をもって解散しました。改めて、饗場 智先生はじめ委員会の皆様に感謝します。

図表６－４　診療密度推移（平成25年10月～平成28年３月）

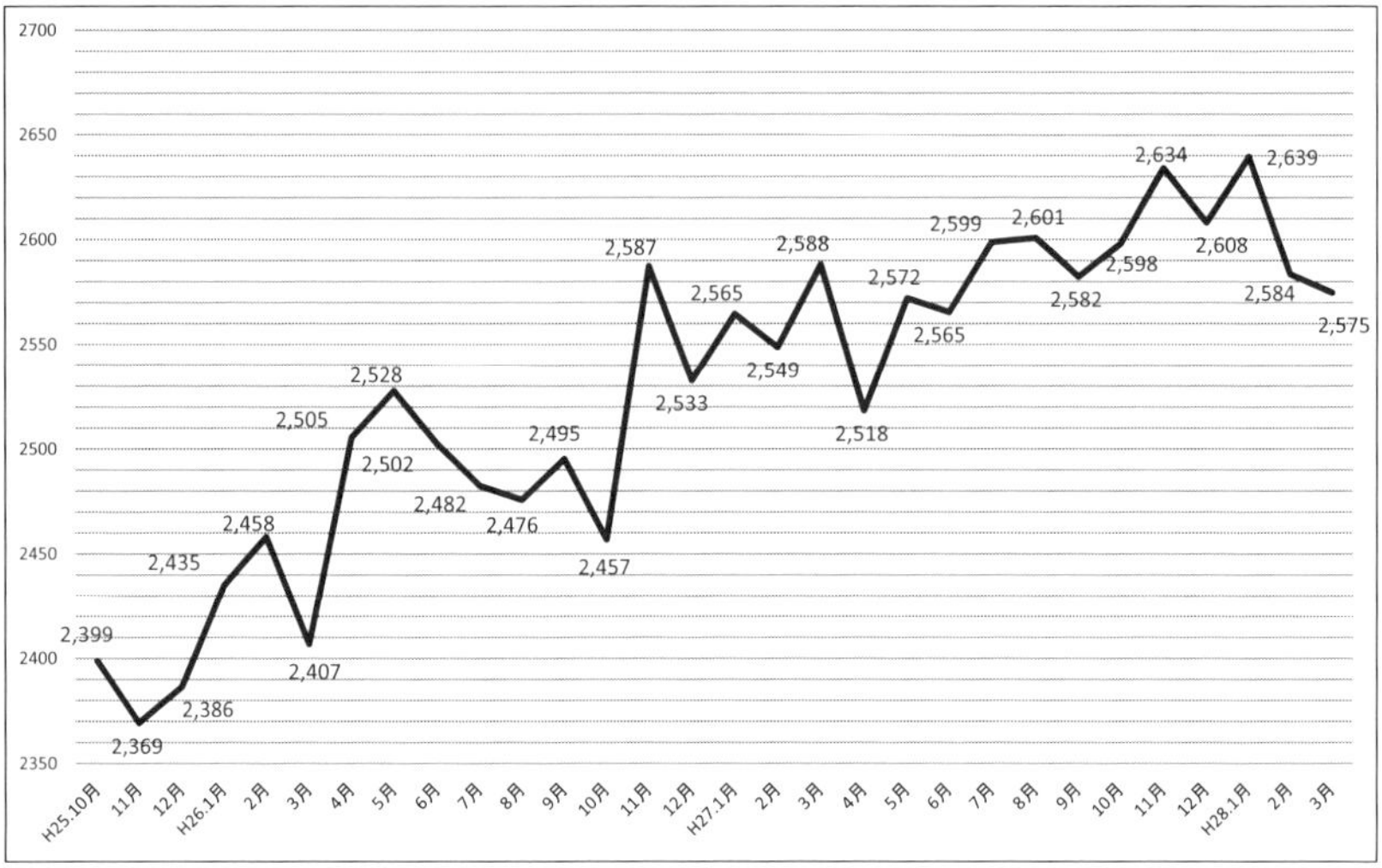

「ベッドコントロールの一元化」について

入院患者を増やすには、適切かつ迅速なベッドコントロールが不可欠です。空室情報、予約状況については平成23年の電子カルテ導入の際、画面上で可能となることを期待したのですが実際は困難でした。患者を入院させるときには、窓口が1本でなく医師や看護師が病棟に直接依頼する結果、ベッドの状況をリアルタイムに把握できませんでした。ベッドコントロールを外来師長に一元化しました。朝9時に看護部長室に師長が集まりベッド状況を報告するのは同じですが、各病棟師長は12時にベッド状況を外来師長にＦＡＸし、外来師長はこれをまとめて各病棟にＦＡＸで逆周知、さらに15時のベッド状況を当日の当直師長に申し送っています。また外来、救急室、各病棟の看護師長はベッドの空き状況が変わったらすぐに外来師長に報告し、外来師長がリアルタイムにベッド状況を把握できるようにしました。入院待ち日数が減少し、その結果手術件数の増加にも貢献しました。

平成26年度医業収入は12億3千万円増加しました。しかしながら給与費の伸びが13・1億円と収入増を凌駕し、材料費も増加した結果、経常収支は7億8千万円の7年ぶりの赤字となりました（後述）。

平成27年度の〝改革〟については、実施したアンケートなど文献1により詳しく記載してあります。

平成28年度上半期までの状況

「循環器病センター」「内視鏡センター」の設置

当院は急性期病院が多い村山地方において循環器疾患（DPC大分類におけるMDC5）で1番のシェアを占めています。今後も虚血性心疾患、大動脈疾患など高齢者の循環器疾患は増えると予想されます。平成28年3月にハイブリッド手術室を稼働させましたが、同年4月、循環器内科と心臓血管外科をまとめ5階東病棟を循環病センターとしました。同センターは期待通り診療実績向上のけん引役となってくれました（後述）。

また大腸ポリペクトミーをはじめ、入院で施行していた内視鏡による手術の多くが外来に移行しており、将来の設備の充実・人員増の足掛かりとするべく内視鏡室をセンター化しました。

「診療実績」

前年度までの業績改善により、4月にDPCⅡ群へ復帰、5月には地域医療支援病院に承認され、これらによりDPC医療機関係数は前年度の1・3557から1・3946と過去最高となり年間約1億6千万円収入増が見込まれます。平成28年度は新入院患者数（実数）さえ維持できれば、経営も黒字化し一息つけるのではないかと期待していました。

しかしながら状況は、大きく様相を異にしました。まず外来患者、新入院患者の減少です。外来患者については、4月の診療報酬改定に伴い非紹介加算として5、000円（それまでは3、500円）を徴収していますが、4月、5月の2か月間で非紹介患者が前年に比し19・2％と大きく減少しただけでなく、紹介患者も5・2％減少したのでした（図表6－5）。県内そして東北地方の急性期病院は大学病院を除き同様な傾向にありました。新入院患者数、手術件数も減少し収支は昨年度に比し大きく悪化しました。たまに講演に行くと、住民の中には4月から大病院には受診できなくなったと誤解している人もいました。

新入院患者の推移を図表6－6に示します。新入院患者数は7月までの累積では3・3％の減少に留まっていますが、延べ入院患者数は5・3％減少しています。県内の同規模急性期病院との比較では、実数の減少率は最低でも、平均在院日数の短縮率が最も大きかった当院が、延べ患者数の減少が最大になり経営悪化の原因となっていました。手術件数も7月累計で9・2％減少していました。

図表６－５　山形県立中央病院　紹介患者数の推移【単位：人】

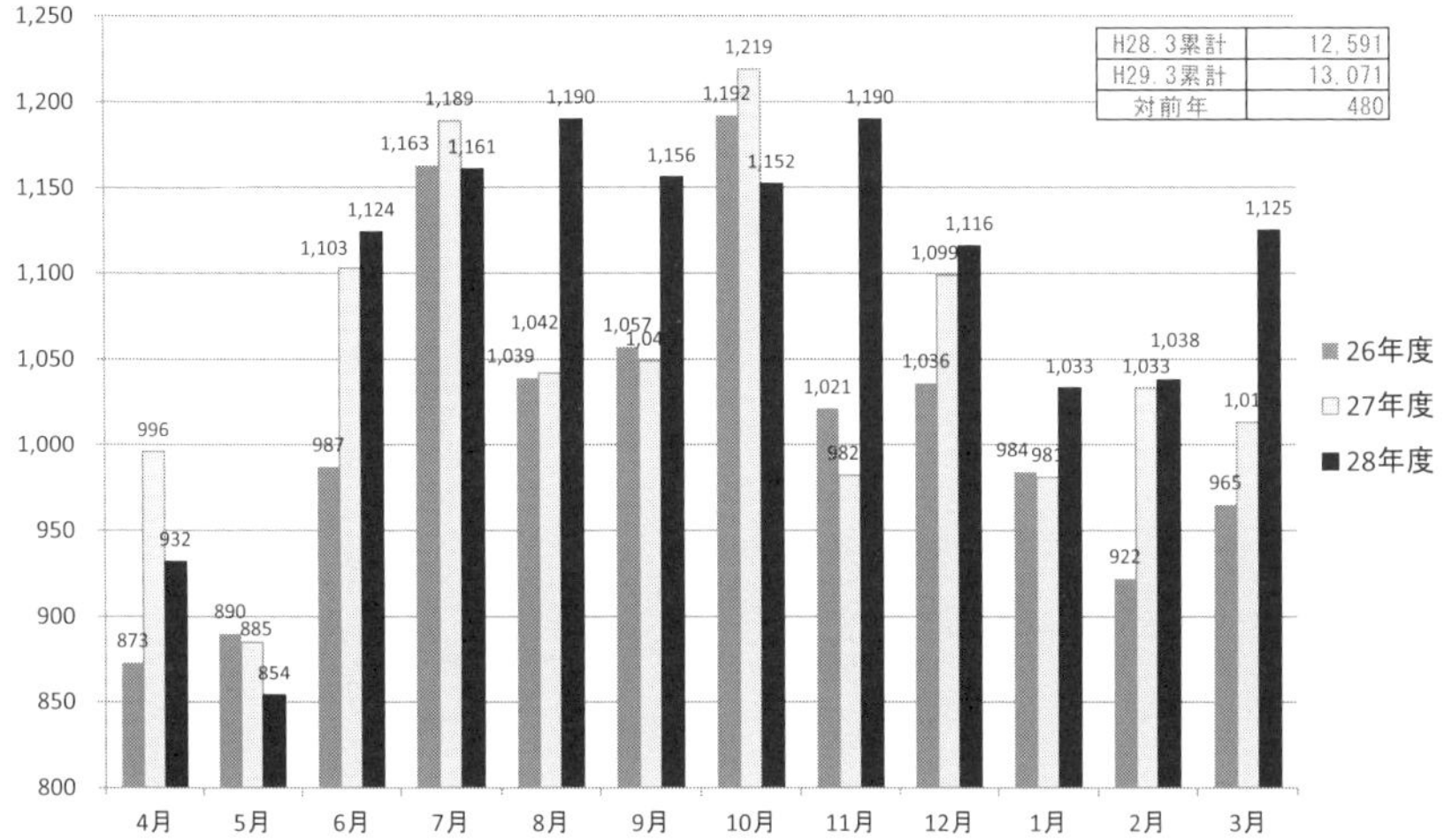

図表６－６　山形県立中央病院　新入院患者数の推移【単位：人】

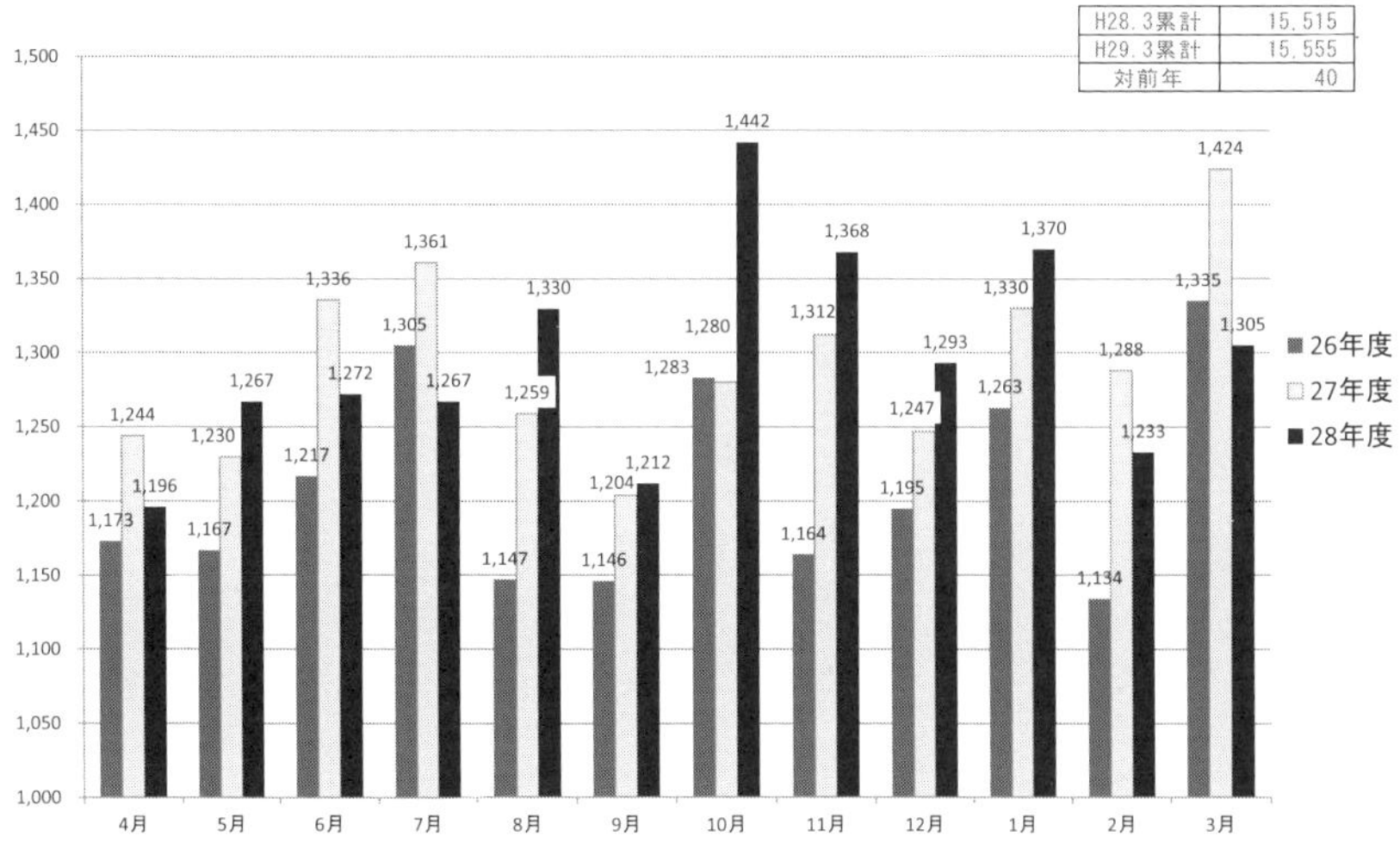

平成28年度の新たな〝改革〟への道筋

経営改善のためには、①紹介患者増、②入院患者増、③手術患者増が重要です。即効策は、救急からの入院患者の増加です。救命救急センターへの受診者数は、4〜9月累計で8、388人で17・1％減、一次患者は6、076人で20・8％の減、二次患者は1、664人で8・8％の減、三次患者のみ648人で3・8％増加していました。救急車搬送件数は1、546件（前年は1、545件）で変わりありませんでした。救急車応需困難率は、平成26年度山形市救急本部分で17・7％でしたが、救急車を断らない原則を徹底し平成27年度は全体で11・8％に減少しました。一次救急患者の減少は、非紹介加算5、000円の影響が大きかったと思われますが、救急車応需困難の理由が、「救命センター（ICU、CCU・SCU、HCU）満床」、「急患室満床」、「手術室対応困難」といったやむを得ない事情よりも、「軽症」、「かかりつけあり」、「直近病院を指示」など、本当は受け入れ可能な理由が多かったのです。当院には総合診療科がなく、複合的に病態を抱え担当診療科が決定できない高齢者などは、救急科が担当せざるを得ないことが多く、救急科の医師に警戒感があるのは無理のないことでもあります。救急からの入院増を対策の中心に据えました。ただ〝断るな〟と言っても限界があり、何らかのシステム作りが必要と考えました。

いかに〝改革〟のためのベクトルを合わせていくかが、重要になります。医師は基本的には科学者ですから、数字を提示して現状を理解してもらい、そのための対策を納得してもらうことが重要です。厳しい経営状況は、毎回同じような内容となりましたが、毎月の医局会で説明しました。

下半期に向け対策を構ずるべく、各診療科にアンケートをとることとしました。９月２日を診療科長会議開催日と決め、対策を公表するべく８月24日を回収期限としました。

趣旨として、今年度の低迷する診療業績および厳しい経営状況に対し、対策を練っていく必要性を説き、設問は提案に対する回答を主なものとしました。１．各診療科の患者数（外科系診療科には手術件数も）の状況と集患対策、２．紹介患者を増やすために、①協力医からのＦＡＸ予約枠拡大の可能性（依頼）、②病院として導入を検討しているインターネット予約の可能性について、３．病棟体制のあり方、４．その他として、昨年導入した各科救急ホットラインの時間制限の緩和、時間外勤務の削減案、診療材料の共通化、等のほか、自由記載欄も設けました。

また、救急科（副院長を含め９名在籍）には、10床程度の「救急患者１泊入院観察ベッド（仮称）」の創設を提案しました。

アンケート結果をもとに、９月２日、診療科長会議で院長として対策案を提示しました。特に強調したのが、救急からの入院患者増の必要性です。昨年度頑張って救急車搬送件数を増やしたけれども、当院以外の経常収支黒字病院と比較すると未だ少ないというデータを提示し、岩手県立中央病院の救急車受け入れ件数は６、２６１件で、応需困難率は０・１％（年間６台）のみであることも付け加えました（図表６－７）。

図表６－７　東北地域の主要急性期病院の救急搬送受入件数

病院名	救急搬送受入件数
岩手県立中央病院	６，２６１件
八戸市民病院	６，０９１件
山形市立病院済生館	５，２８９件
日本海総合病院	３，５３７件
青森県立中央病院	３，５２２件
山形県立中央病院	３，１７７件

※八戸市民病院のみＨ２６年度、他は２７年度。

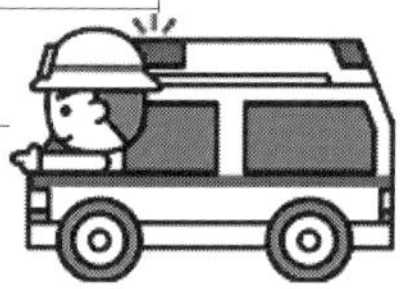

平成28年度の〝改革〟の具体的な方策

診療科長会議で提案し、その後現在まで実行に移されている主な対策を示します。

1．ＦＡＸ予約枠は12診療科で週に148枠から92枠増やし240枠（医師個人枠を除く）となり、11月から運用を開始しました。

2．インターネット予約枠は、19診療科で〝支障なし〟、〝困難あり〟が8診療科でした。支障なしと答えた診療科のうち11診療科（歯科口腔外科、頭頸部・耳鼻咽喉科、呼吸器外科、脳神経外科、乳腺外科、小児外科、小児科、神経内科、循環器内科、消化器内科、血液内科）について、協力医約30人にＩＤとパスワードを付与し3月15日から試行しています。

3．人間ドック要精検者の診療予約

当院の人間ドック（年間約1、400人）受診者で要精検となった人につき、退院時に結果が出ている項目と、退院後結果が出るものに分けて、精密検査を当院で受けやすい方策を立てました。まだ細部を詰めている段階ですが、運用が開始されれば、紹介患者増につながるはずです。

４．救急から入院患者を増やす方策について
　最も核となる対策は以下の２つです。

「短期入院病床」の創設

　前述のように「救急患者1泊入院観察ベッド（病棟）」の創設を救急科に提案したのですが、救急科は「短期入院病床」を提案してきました。救急科のベッドは7床のみで看護必要度を上げたい3つの病棟に散らばらせていたのですが、この救急科ベッド7床に「短期入院病床」を加えて合わせて20床（急患対応、ドクヘリ搭乗への便宜を考慮し低層階1か所にまとめる）を救急科が運用することとする。短期入院病床には、軽症と思われるが入院観察が望ましいと判断され、担当診療科決定が困難な患者を当直医が入院させ、翌朝救急科が引き取り、2、3日観察し病態が明らかになったところで診療科に振り分ける（当該科が難色を示した時には、副院長、院長が調整）という運用です（図表6－8）。これこそ院長が待ち望んでいたものであり、当院にとっては〝革命〞というべき進歩です。

　ハードの問題もあり容易でありませんでしたが、各診療科、病棟師長から理解を得て、5階東病棟（循環器病センター）に10床、5階西病棟に5床、4階西病棟に5床設置することとし12月1日より運用を開始しました。

図表6－8　観察入院を要する時間外救急患者受け入れの流れ

平成28年12月７日医局会資料

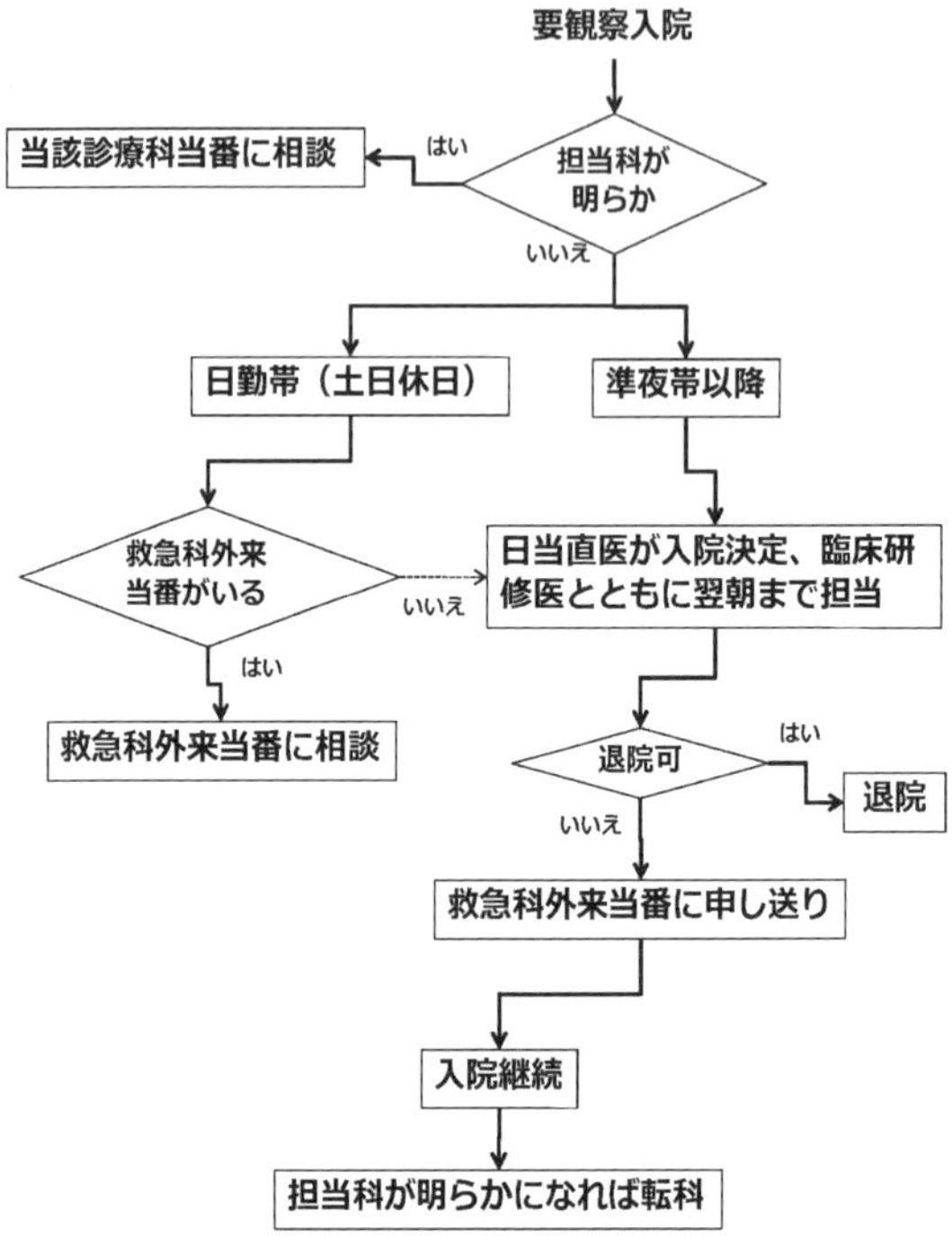

注1）入院継続の可能性があるため入院カルテは救急科とする。
注2）振り分け困難症例への対応はこれまで通り。

手術を要する救急患者の受け入れの運用変更

従来は、救急隊からの情報で緊急手術を要すると判断される場合、手術室が使えない状況にあるときには搬送を断っていました。手術室が緊急手術に対応できなくなると、その状況を救急室に伝えていたのです。9月20日の循環器病センター運営委員会で、〝循環器疾患に関しては手術室の状況にかかわらずまず受け入れる。来てみてやはり緊急手術が必要であるが手術室が使えない場合のみ、診療科の責任で転送先を捜す〟とい

図表6－9　救急隊からの搬送要請に対する対応

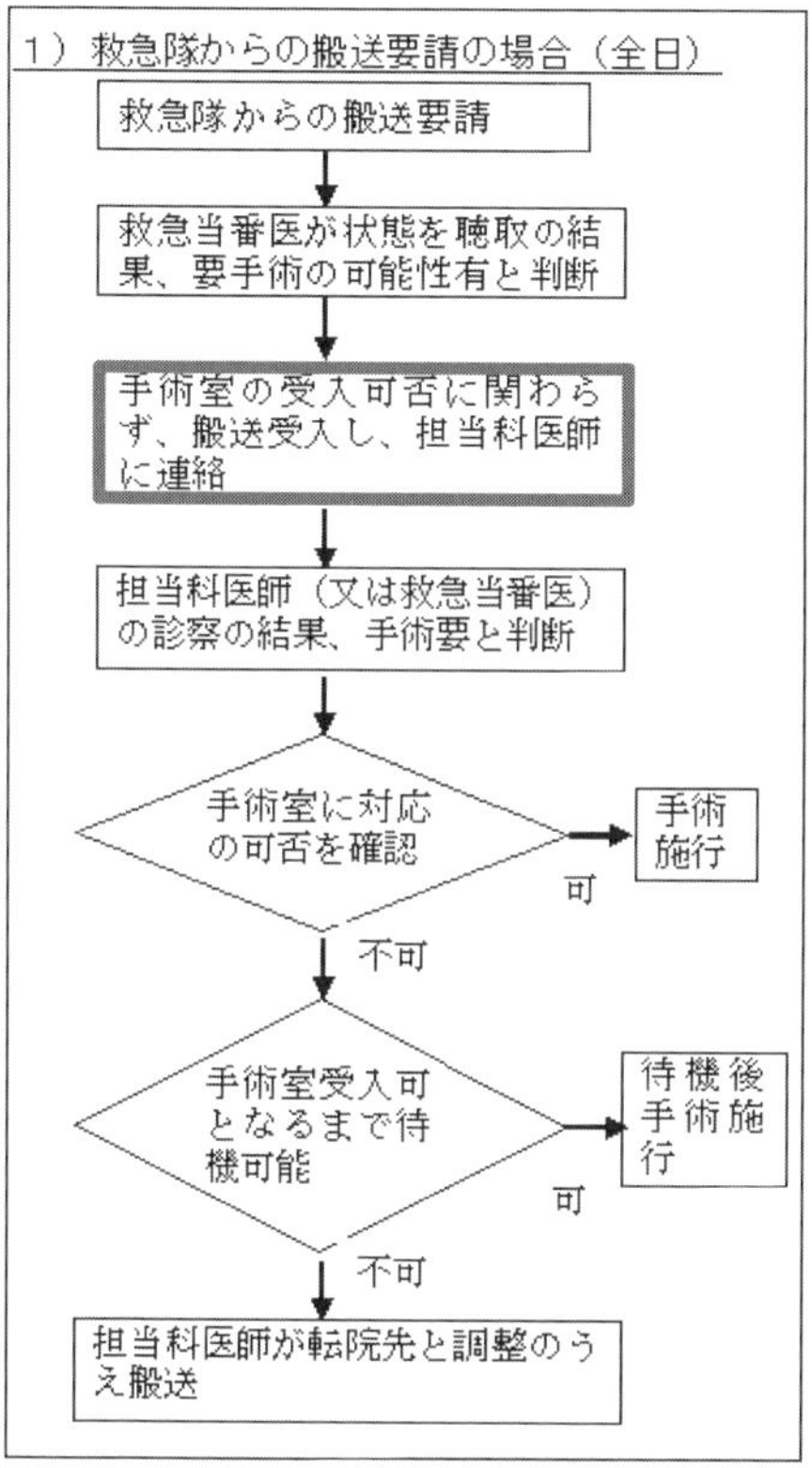

う運用に変えることを心臓血管外科診療科長、阿部和男先生が提案してくれました。循環器内科も追随し、これが呼び水となり、福島副院長を部会長とする「将来ビジョン検討委員会手術部会」で外科系全診療科の方針とすることを決定してくれました。12月から運用を開始、これにより本来手術適応とならなかった患者、手術を待てる患者の入院増が期待されます（図表6－9）。

　その他、在院日数短縮のために各診療科で頻度の高い10診断群分類のDPCデータを病棟に設置（図表6－10）、

図表6－10　頻度の高い10診断群分類のDPCデータを病棟に設置（循環器内科例）

【循環器内科】　★・・・診療密度や効率性指数への影響が大きいDPC　2016年版

No	主な診療内容	入院期間等［日数は累積］副は新設の「副傷病あり」 Ⅰ	Ⅱ	Ⅲ	DPC	左のDPCの分岐が異なるケース	改正による変更点
1	【疾患】狭心症、陳旧性心筋梗塞、心筋虚血 【手術】なし 【処置】心カテ　★	1日 5213点	3日 1782点	30日 2147点	050050xx99100x 狭心症、慢性虚血性心疾患 手術なし 処置1①あり 処置2なし 副傷病なし	●『処置1②あり』 ・心カテ ＋ 血管内超音波又は冠動脈血流予備能測定（入院期間変わらず、期間Ⅰの日当点22579点） ●『副傷病あり』 ・肺炎、尿路感染症、呼吸不全（期間Ⅱ4日）	
2	【疾患】心不全 【手術・処置】なし　★	8日 2727点	17日 2016点	60日 1714点	050130xx99000x 心不全 手術なし 処置1なし 処置2なし 副傷病なし	●『手術あり』　植込型除細動器移植、交換等（期間Ⅱ24日） ●『処置1あり』　心カテ（期間Ⅱ15日） ●『処置2あり』 ①人工呼吸（期間Ⅱ18日） ②中心静脈注射、シンチグラム、SPECT、持続緩徐式血液ろ過、人工腎臓（慢性維持透析以外）（期間Ⅱ24日） ●『副傷病あり』　敗血症（期間Ⅱ29日）	
3	【疾患】狭心症、陳旧性心筋梗塞 【手術】経皮的冠動脈ステント留置術、経皮的冠動脈形成術　★	2日 副5日 2771点 副2969点	4日 副11日 2048点 副2281点	30日 副30日 1741点 副1939点	050050xx02000x 050050xx02001x 狭心症、慢性虚血性心疾患 手術あり 処置1なし①②あり 処置2なし 副傷病なし／あり	●『処置2あり』 ①中心静脈注射、人工呼吸（期間Ⅱ19日、副あり29日） ②持続緩徐式血液ろ過、人工腎臓（慢性維持透析以外）（期間Ⅱ10日） ③シンチグラム、SPECT、tPA（期間Ⅱ10日、副あり26日）	副傷病の有無による分岐が追加 「肺炎」、「尿路感染症」 副傷病の変更 『手術あり』のときの「頻脈性不整脈」「心不全」が削除
4	【疾患】房室ブロック、洞不全症候群 【手術】ペースメーカー移植術、交換術	5日 2746点	11日 2030点	30日 1725点	050210xx97000x 徐脈性不整脈 手術あり 処置1なし①③あり 処置2なし 副傷病なし	●『処置2あり』 ①人工呼吸（期間Ⅱ23日） ②中心静脈注射、持続緩徐式血液ろ過、人工腎臓（慢性維持透析以外）（期間Ⅱ25日） ●『副傷病あり』 ・肺炎、誤嚥性肺炎、呼吸不全、敗血症（期間Ⅱ19日）	
5	【疾患】心筋梗塞 【手術】経皮的冠動脈ステント留置術	6日 2934点	12日 2169点	30日 1844点	050030xx97000x 急性心筋梗塞、再発性心筋梗塞 手術あり 処置1なし①あり 処置2なし 副傷病なし	●『処置1⑤あり』 ・IABP、PCPS（期間Ⅱ16日） ●『処置2あり』 ①中心静脈注射、人工呼吸（期間Ⅱ19日） ②持続緩徐式血液ろ過、人工腎臓（慢性維持透析以外）（期間Ⅱ20日） ③シンチグラム、SPECT、tPA（期間Ⅱ16日） ●『副傷病あり』 ・肺炎、誤嚥性肺炎、敗血症（期間Ⅱ21日）	

図表6－11　電子カルテに各症例のDPC情報を表示

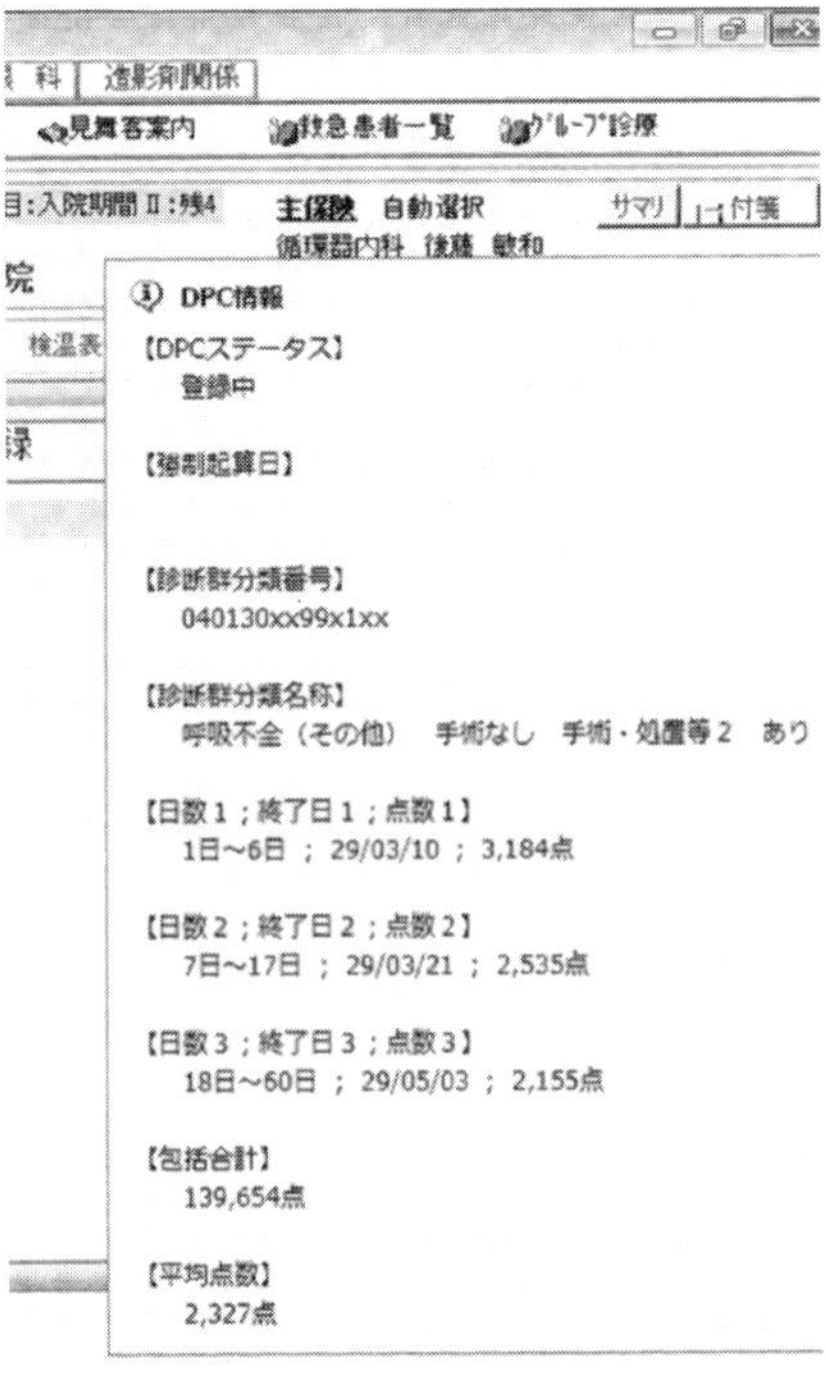

図表６－12　DPC コードと点数検索ツールふくろくん

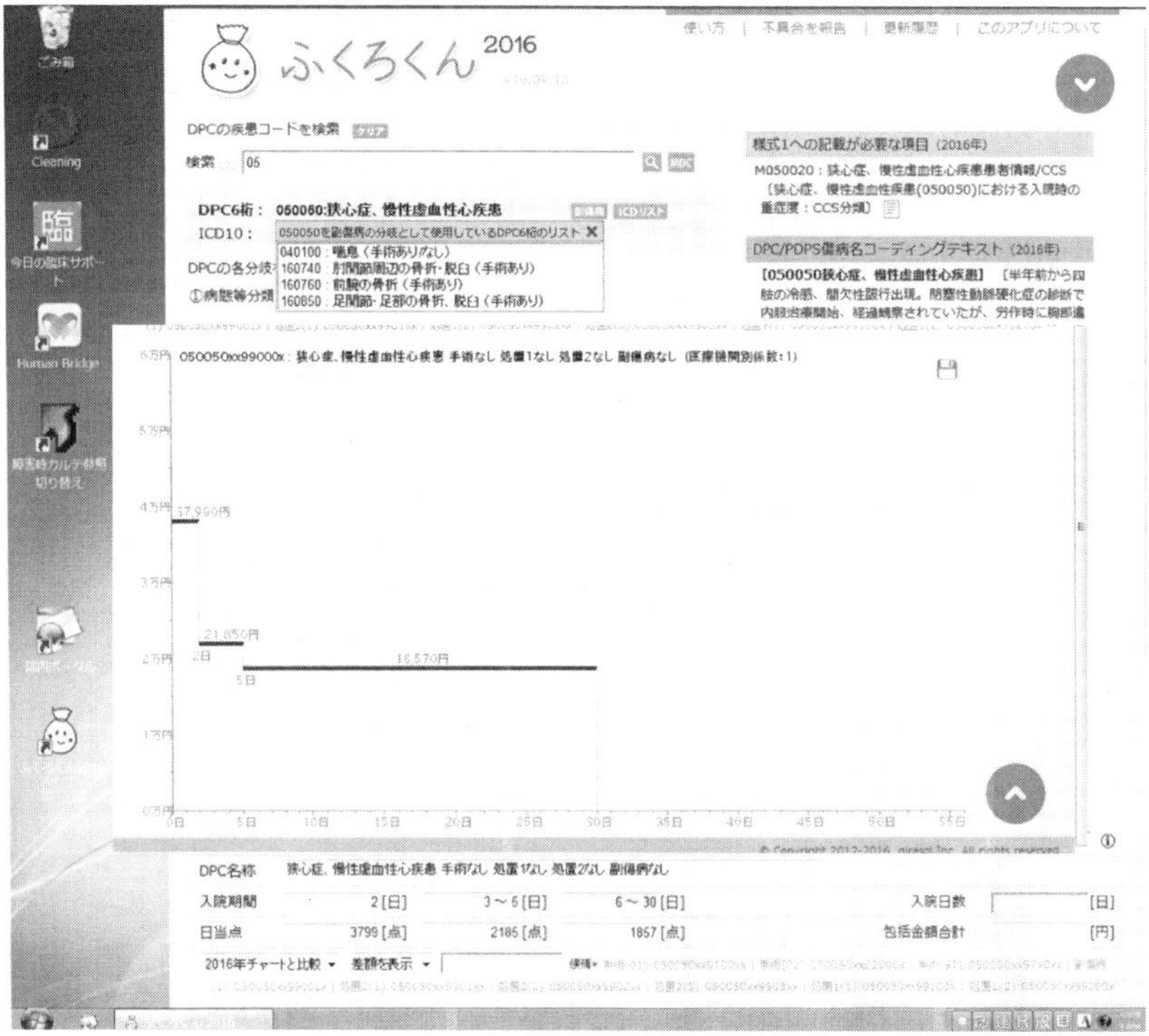

電子カルテ上に各患者のＤＰＣ情報が示されるようにし（図表６－11）、ＤＰＣコードと点数検索ツール〝ふくろくん〟を電子カルテから検索できるようにしました（図表６－12）。

平成28年度の診療実績

月ごとの新入院患者数は前年に比し８月以降増加に転じ、10月累計（８、９８６人）で前年度（８、９１４名）を超えました。２月、３月と前年度を下回ったものの、平成28年度累計では、１５、５５５人で前年度をわずかに（40人、０・３％）上回りました（図表６－６、６－13）。山形県内の他の急性期病院が軒並み新入院患者が減少していることから考えて（図表６－14）、当院は健闘したと言えるでしょう。紹介患者数も６月以降は10月を除き前年を上回り、累計で１３、０７１人で前年を超えました（480人、３・８％）（図表６－５）。

救急車搬送件数は、上半期は前年並みでしたが10月から急増し累計で３、２６５件で過去最高であった前年を88件（２・８％）（図表６－15）上回りました。上半期に大きく落ち込んだ救命センター受診者数は下半期に持ち直し、ドクターヘリの搬送件数は減少したのですが、救命センター全体の三次救急患者は１、３７３人で55件（４・２％）増加しました（図表６－16）。応需困難率は10月までは11％台が続いていましたが、新しい救急患者受け入れの原則を運用開始した11月は７・９％に低下し、「短期入院病床」を創設した12月も７・８％と低く、３月まで10％未満をキープしています（図表６－17）。前年度もそうですが、３月は医師の異動期に当たり、どうしても応需困難率が増えるようです。

図表６－13　平成26・27・28年度　診療実績

主な業務等	26年度	27年度	28年度
新入院患者数（人）	14,529	15,515	15,555
救急搬送件数（含、ドクヘリ）（件）	2,853	3,510	3,524
ドクヘリ搬送件数（件）※他院への搬送含む	127	333	259
三次救急患者数（人）	1,259	1,318	1,373
全手術件数（件）	7,167	7,941	7,566
（うち全身麻酔）（件）	3,000	3,090	3,162
内視鏡検査件数（件）	9,800	9,864	9,481
放射線検査・治療等件数（件）	106,130	112,303	116,923
臨床検査件数（件）	2,494,958	2,713,684	2,672,941
がん入院患者数（年）（人）	5,279	5,269	5,244
外来化学療法センター（人）	4,146	4,580	4,633
循環器疾患入院患者数（年）（人）	2,130	2,342	2,352
周産期入院患者数（年）（胎児及び新生児）（人）	214	227	238

図表６－14　入院外来患者動向調査一覧表

病院	年度	月	入院					外来		
			新患者数	延患者数	退院患者数	平均在院日数	病床利用率	新患者数	延患者数	1日平均
A病院	H27	3月	12,932	199,917	12,801	14.5	85.7%	23,692	292,035	1,201.8
	H28	3月	12,474	206,320	12,472	15.5	88.7%	23,692	312,997	1,288.1
		増減	△458	6,403	△329	1.0	3.0%	0	20,962	86.3
		伸率	△3.5%	3.2%	△2.6%	6.9%	3.5%	0.0%	7.2%	7.2%
B病院	H27	3月	12,028	154,843	12,019	11.9	73.3%	22,276	193,847	788.0
	H28	3月	11,494	150,978	11,490	12.1	73.4%	19,242	184,423	755.8
		増減	△534	△3,865	△529	0.2	0.1%	△3,034	△9,424	△32.2
		伸率	△4.4%	△2.5%	△4.4%	1.7%	0.1%	△13.6%	△4.9%	△4.1%
C病院	H27	3月	16,252	190,458	16,205	10.7	82.6%	32,318	340,823	1,402.6
	H28	3月	16,058	188,230	16,111	10.7	81.9%	29,538	335,448	1,380.4
		増減	△194	△2,228	△94	0.0	△0.7%	△2,780	△5,375	△22.2
		伸率	△1.2%	△1.2%	△0.6%	0.0%	△0.9%	△8.6%	△1.6%	△1.6%
中央	H27	3月	15,515	196,405	15,499	11.7	83.2%	27,824	276,071	1,131.4
	H28	3月	15,555	189,737	15,608	11.2	80.6%	24,718	260,084	1,065.9
		増減	40	△6,668	109	△0.5	△2.6%	△3,106	△15,987	△65.5
		伸率	0.3%	△3.4%	0.7%	△4.3%	△3.1%	△11.2%	△5.8%	△5.8%

図表６－15　山形県立中央病院　救急車搬送件数（ドクヘリ除く）の推移【単位：件】

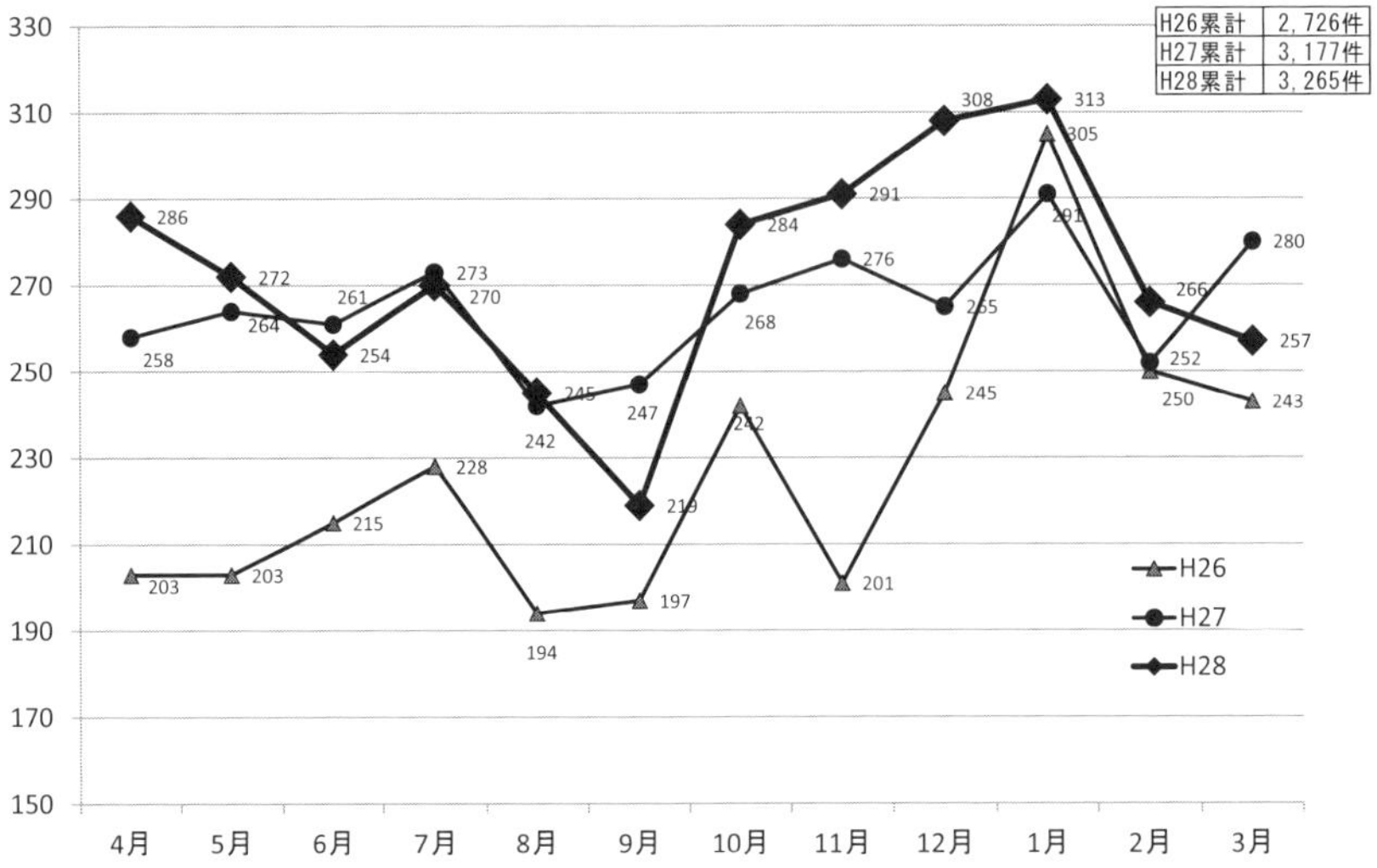

図表６－16　平成28年度救命救急センター受診者数（年間）

〔4～9月累計〕

全体：16,817人（－11.5%）　〔－17.1〕

一次：12,019人（－15.2%）　〔－20.8〕

二次：3,425人（－2.2%）　〔－8.8〕

三次：1,373人（＋4.2%）　〔＋3.6〕

救急車搬送件数：
3,265件（前年3,177件）（＋2.8%）
〔1,546（前年度1,545）件〕

図表6－17　山形県立中央病院　救急車応需困難率の推移【単位：％】

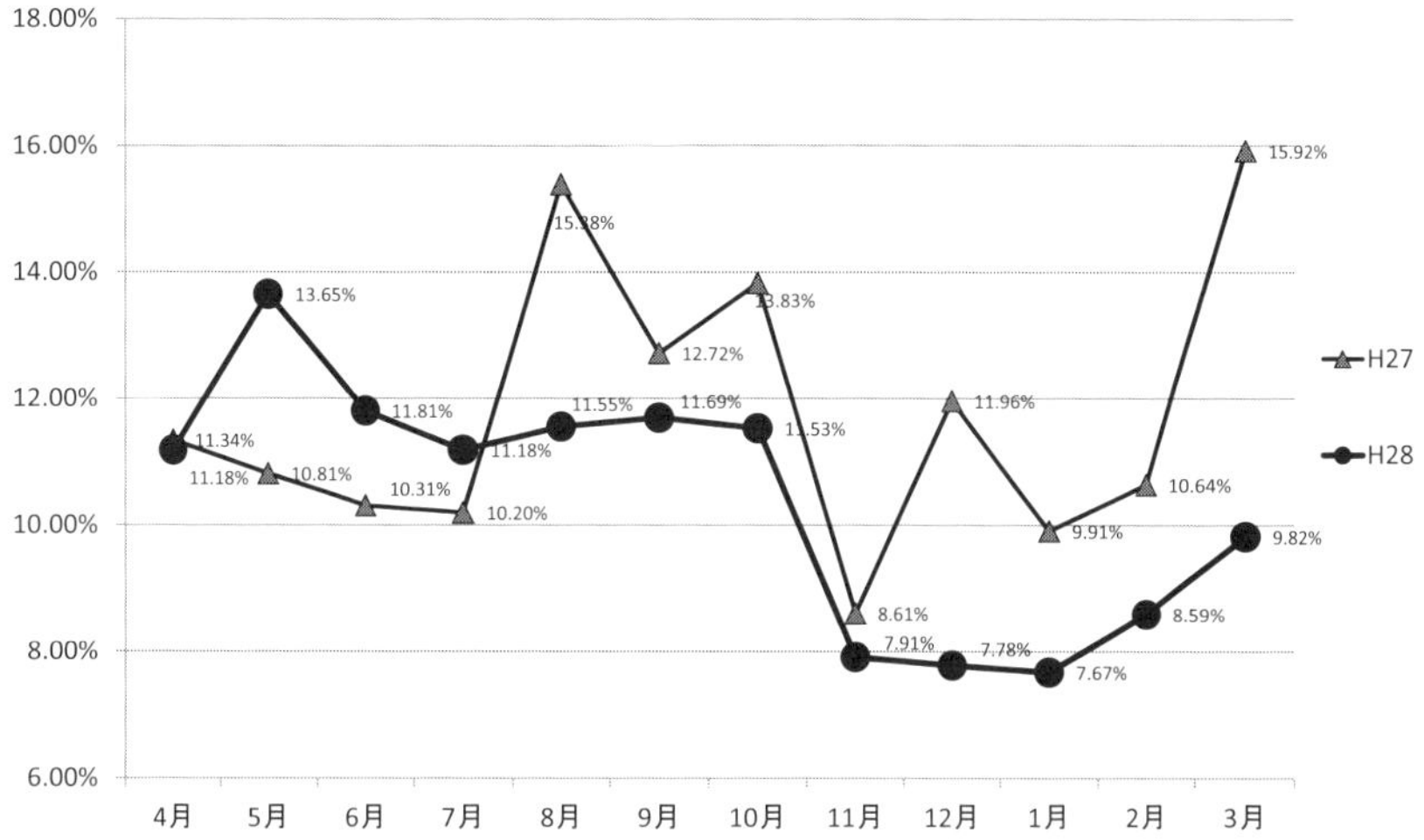

平均在院日数は4月の12・2日から10月は10・6日に短縮し過去最低となり（図表6－18）、年度累計では11・2日となり前年より0・5日短縮しました（図表6－19）。病床利用率は5～9月は80％以下に低下し660床のうち200床以上が空きベッドという日もありましたが、10月から2月は80％を超え年間を通しては80・6％でかろうじて80％を超えました（図表6－19、6－20）。

入院診療単価は8月以降上昇し、1月を除き前年度を超え（図表6－21）、年間平均では前年比1、771円の増の68、159円となりました。平均在院日数の減少により延入院患者が減少（累計189、737人、対前年比6、668人、3・4％減）した（図表6－19、6－22）ため入院収益は累計で約1億円減少しました。延べ入院患者数の減少を、入院診療単価の増加が補完しきれなかったことになります。

手術件数は7、566件で昨年度より375件（4・7％）減少していますが、これは緑内障を専門として

図表６－18　山形県立中央病院平均在院日数（総務省方式）の推移【単位：日】

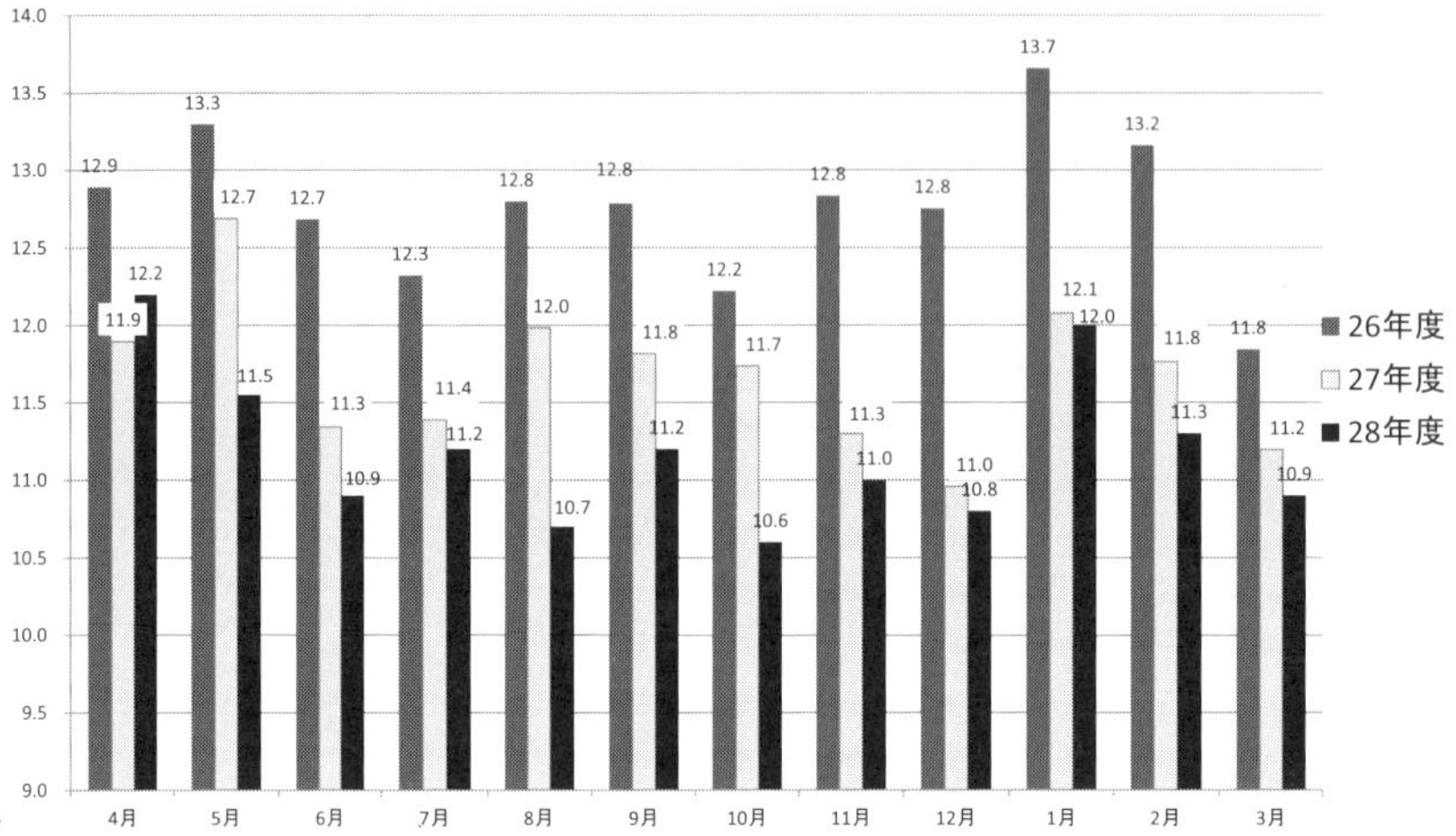

図表６－19　診療実績（平成25～28年度）

	平成25年度	平成26年度	平成27年度	平成28年度
平均在院日数（日）	13.1	12.8	11.7	11.2
病床利用率（総務省方式）（％）	88	84.9	83.2	80.6
入院診療単価（円）	60,217	61,976	66,388	68,159
入院収益（千円）	12,471,503	12,389,085	13,038,841	12,932,364

図表６－20　山形県立中央病院病床利用率（総務省方式）の推移【単位：％】

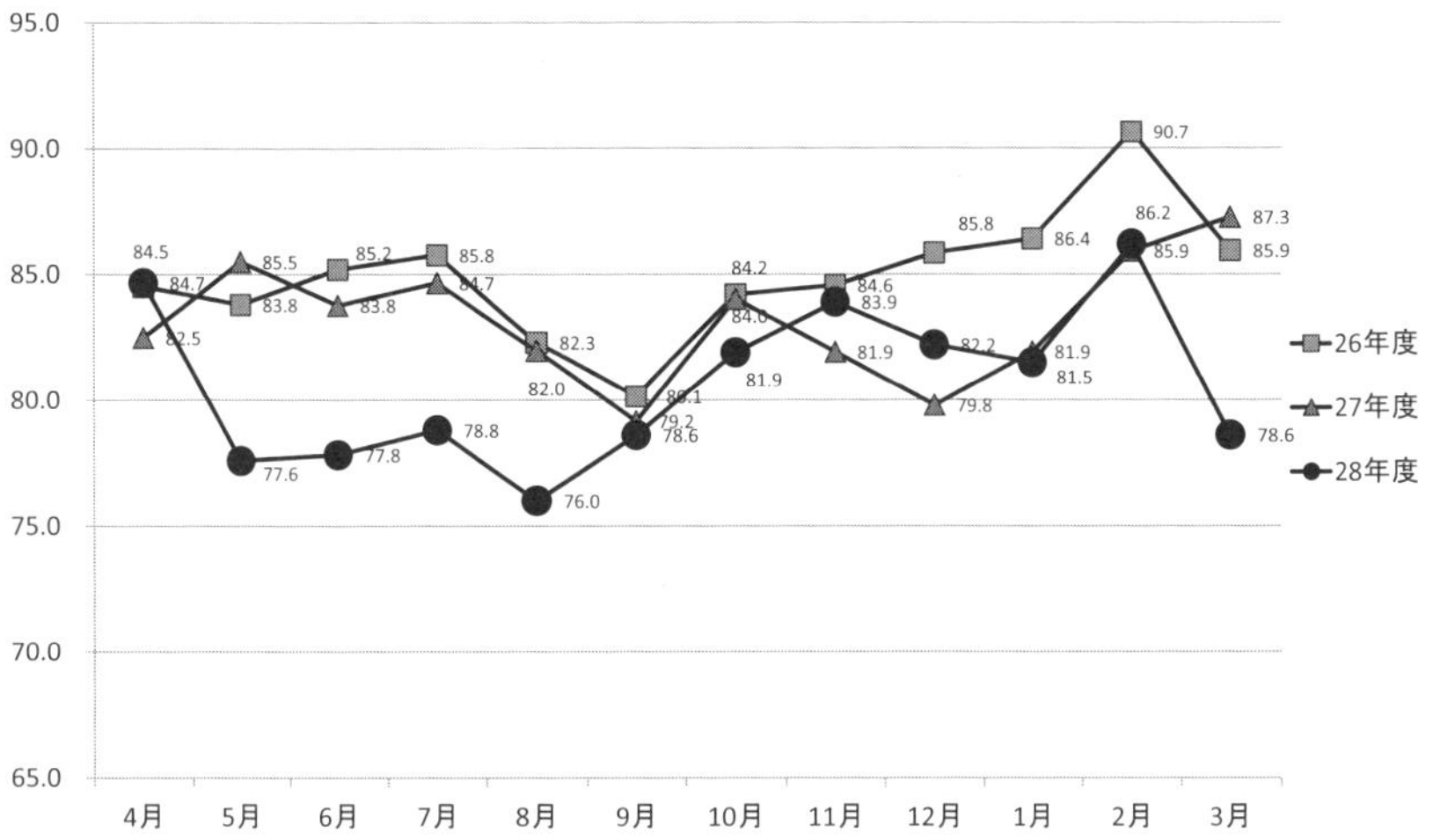

図表６－21　山形県立中央病院　１日当たり入院診療単価の推移【単位：円】

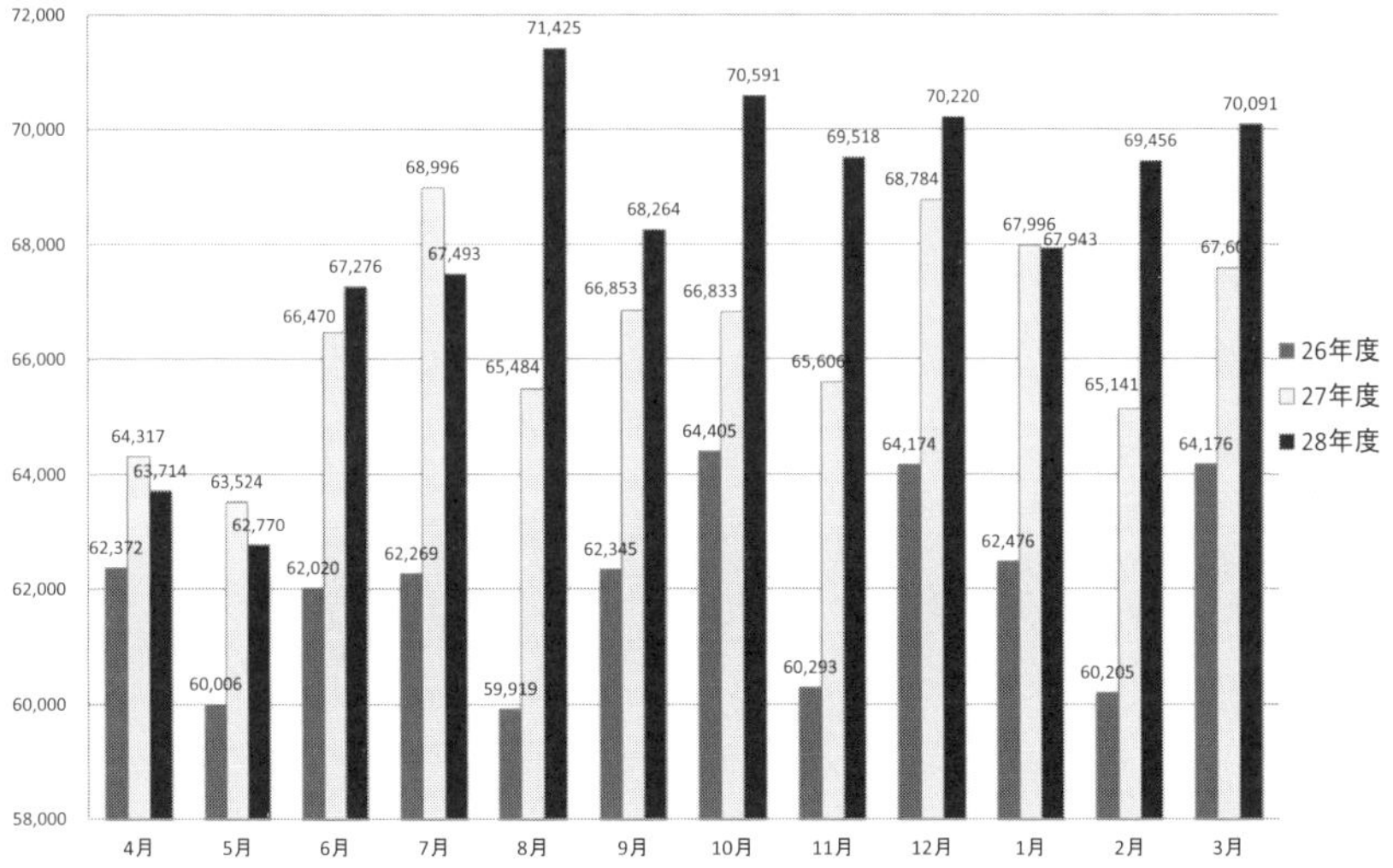

図表6－22　山形県立中央病院　延入院患者数の推移【単位：人】

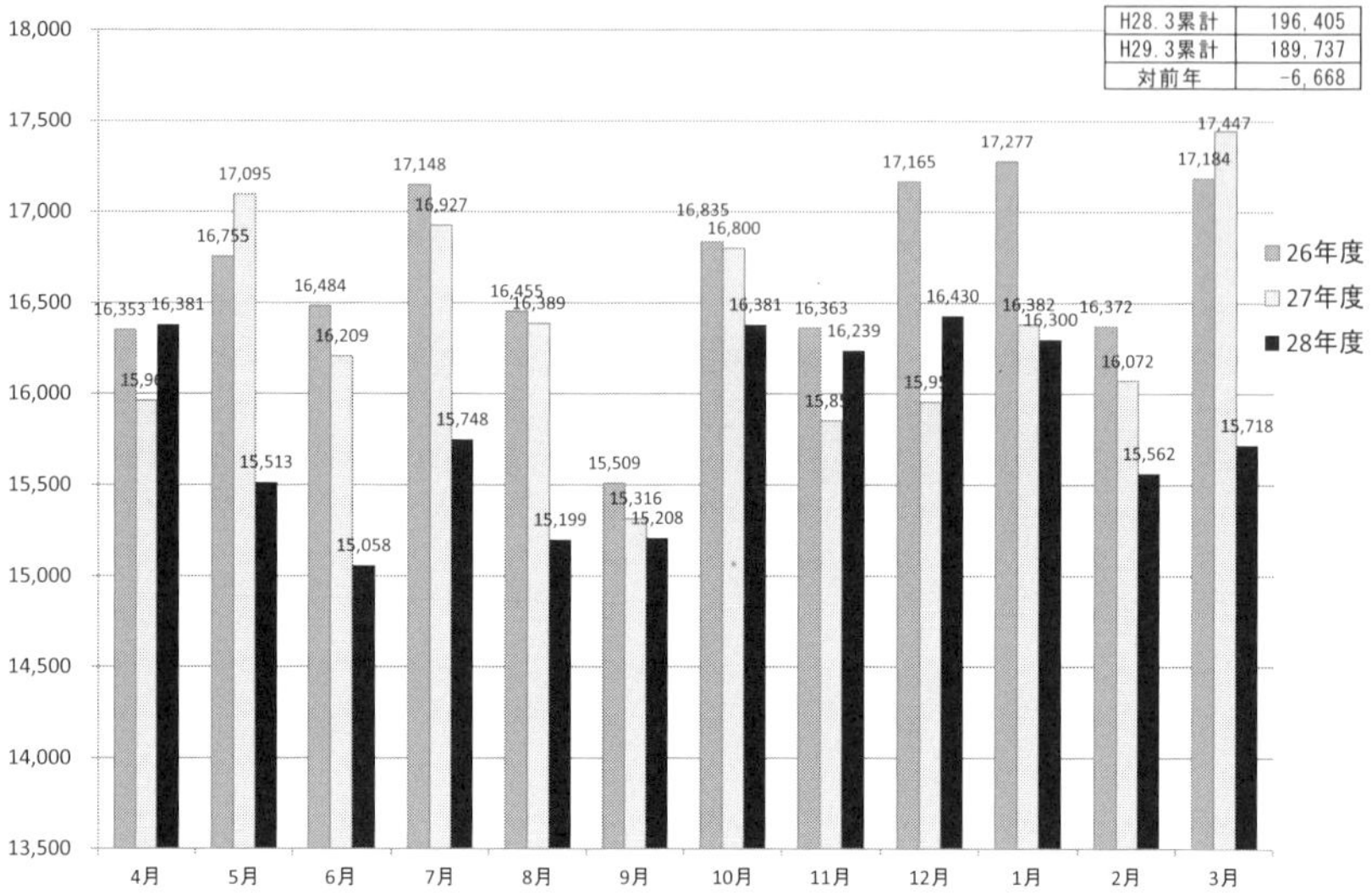

いた眼科医師の退職による眼科手術件数の減少（265件減）によるところが大きく、全身麻酔の件数は3、090から3、162件と2・3%増加しています（図表6－13）。

平成28年度当初からみれば、診療実績は大きく改善しています。前述した方策が実行される前の8月頃から改善しています。8月は診療科長にアンケートをとった時期であり、きっちりデータを示し、課題を理解共有してもらうことが各医師の意識改革に繋がったものと考えています。

けん引役としての循環器病センター

循環器病センターは在院日数短縮をけん引しました（図表6－23）。DPC期間Ⅱ以内率も増加し累計で循環器内科80・3%、心臓血管外科78・5%です（図表6－24、6－25）。

在院日数の短縮は集中治療室内での術後早期リハビリの開始、ICUに専従の集中治療専門医、辻本

図表６－23　循環器内科、心臓血管外科平均在院日数（H28. 1～H29. 2）（退院患者ベース）

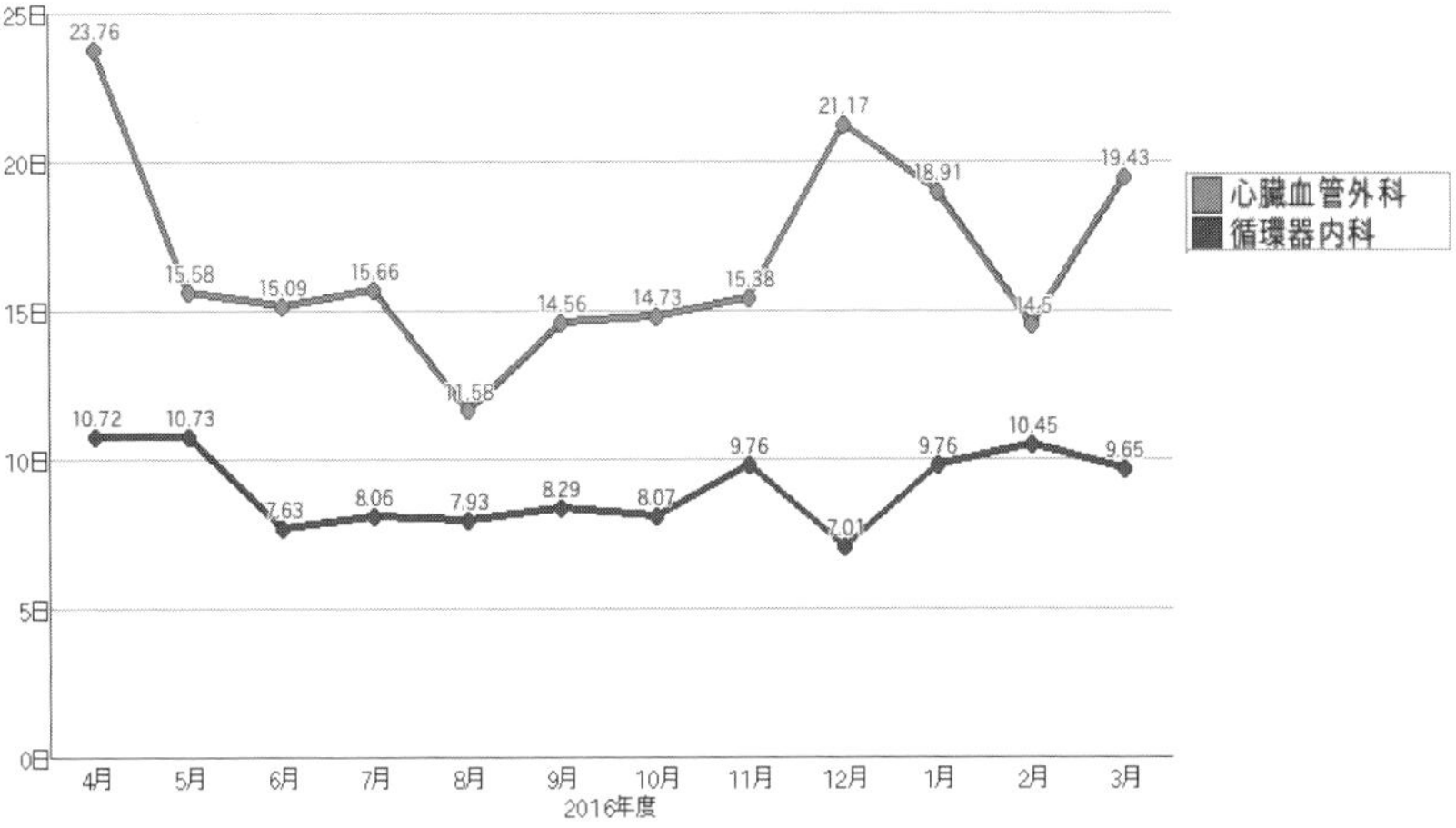

図表６－24　循環器内科　DPC 入院期間別割合（H28. 1～H29. 2）

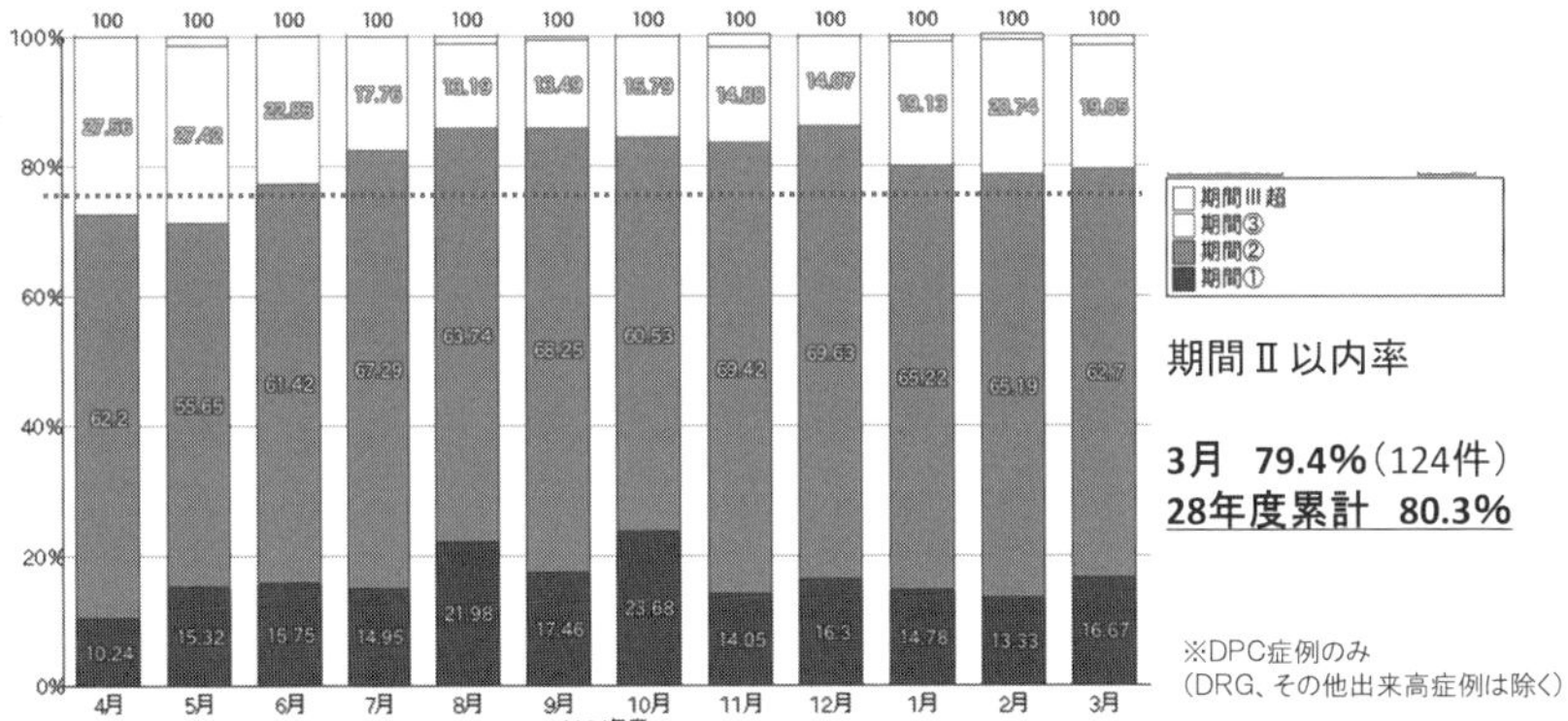

図表６－25　心臓血管外科　DPC 入院期間別割合（H28. 1～H29. 2）

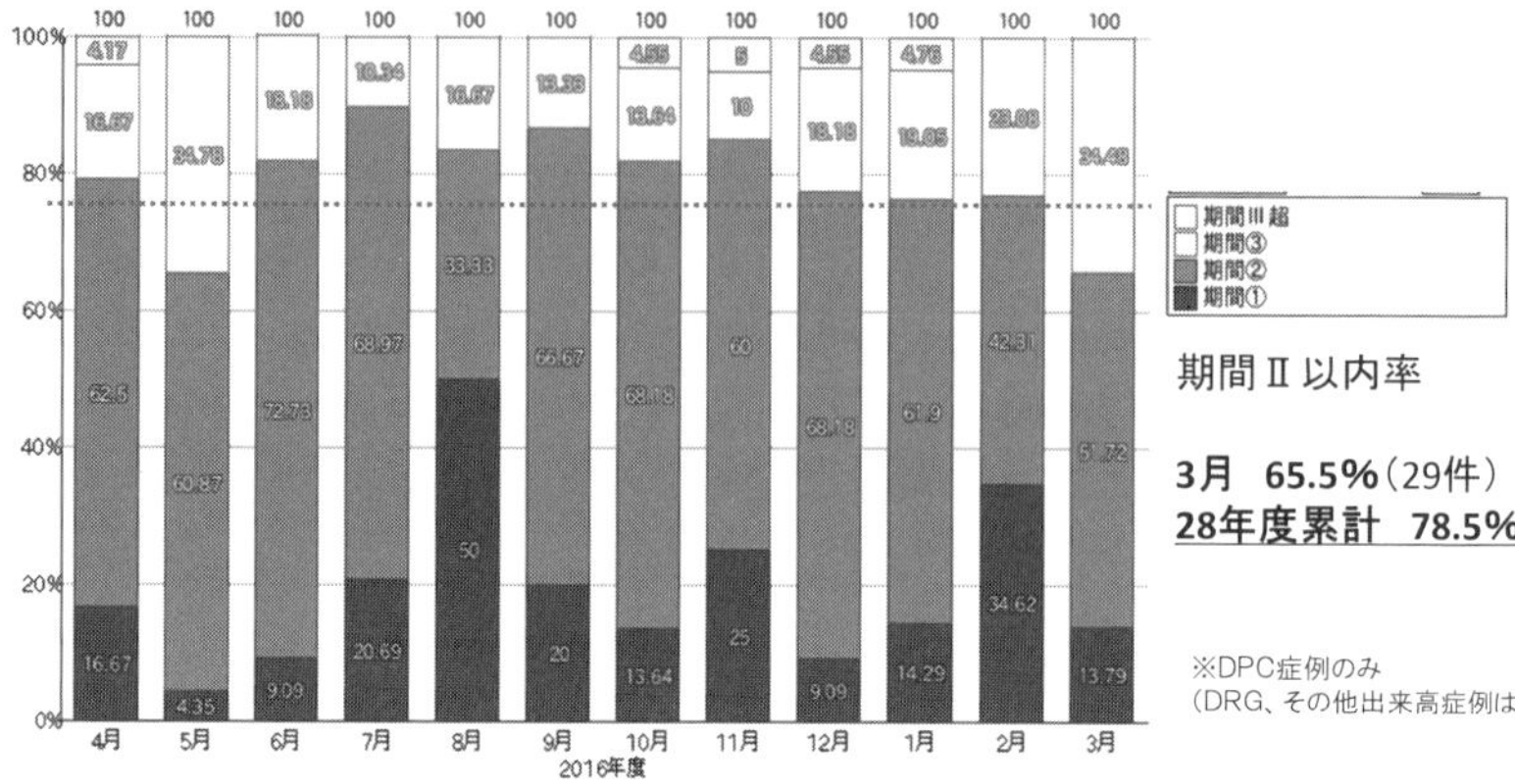

期間Ⅱ以内率

3月　65.5%（29件）
28年度累計　78.5%

※DPC症例のみ
（DRG、その他出来高症例は除く）

雄太先生の配属、感染症専門医、阿部修一先生による積極的監視培養（アクティブサーベイランス）などの感染症対策によりＩＣＵ内の合併症発症が軽減したこと等が貢献しました。心臓血管外科を中心に術後ＩＣＵ入室患者の在室日数が減少したことを見据え、７月からＩＣＵ（８床）の施設基準を救命救急入院料４から特定集中治療室４へ変更しました。その結果８～10月までで１か月当たり約300万円の増収となりました。

平成30年に向けて

平均在院日数の短縮、新入院患者・救急車搬送件数の増加は、ようやく当院も急性期病院らしくなってきたことを示すものです。平成30年に向けて目指すものは、具体的にはＤＰＣⅡ群の維持です。今回も他の要件には余裕がありましたが、診療密度はかろうじて基準を超えました（図表６－26）。Ⅱ群維持のためには診療密度を２、６００点以上に上げる必要があります。そのためには在院日数をより短

図表6－26

要件			基準値	当院の状況	値	前回(H26)当院の状況	値
【実績要件1】診療密度			2513.24	○	2551.88	×	2464.35
【実績要件2】医師研修の実施			0.0222	○	0.0485	○	0.0364
【実績要件3】高度な医療技術の実施（6項目のうち5項目以上を満たす）							
外保連試案	(3a)	手術実施症例1件当たりの外保連手術指数（外科医師数及び手術時間補正後）	12.99	○	16.33	○	14.06
	(3b)	ＤＰＣ算定病床当たりの同指数（外科医師数及び手術時間補正後）	118.18	○	150.61	○	123.93
	(3c)	手術実施症例件数	4,695	○	5,811	○	5,553
特定内科診療	(3A)	症例割合	0.0101	○	0.0175	-	-
	(3B)	ＤＰＣ算定病床当たりの症例件数	0.1940	○	0.3714	-	-
	(3C)	対象症例件数	115	○	234	-	-
【実績要件4】重症患者に対する診療の実施			0.0855	○	0.1980	○	0.1737

前回から87.53点の増加

縮（9日台）する必要があります。今年度の目標は期間Ⅱ以内75%としていますが、平成28年10月までの累計で69・0%にとどまっており（図表6－27）、退院支援の強化、特に期間Ⅱを超える割合が多い症例数の多い診断群におけるパスの見直し（休日入院の促進など）が必要と考えています。入院患者獲得には、救急車搬送件数の増加が重要であり、〝いったんは診る〟ということがあたりまえのこととして定着する必要があります。

病床利用率の低下は今後も続く、あるいはさらに進むと推測されます。山形県の人口は年々約1%減っており（2016年10月1日時点で、前年から1万1千人減、減少率0・96%）、今後も減り続けると推測されています。既に多くの急性期病院で実行しているように、ダウンサイジングは必至と思われます。山形市立病院済生館は平成29年1月1日から、全体の病床数585床の約1割に当たる57床を削減しました。同病院の病床利用率は1992年度は91・

図表６－27　DPC 入院期間別割合（全科）

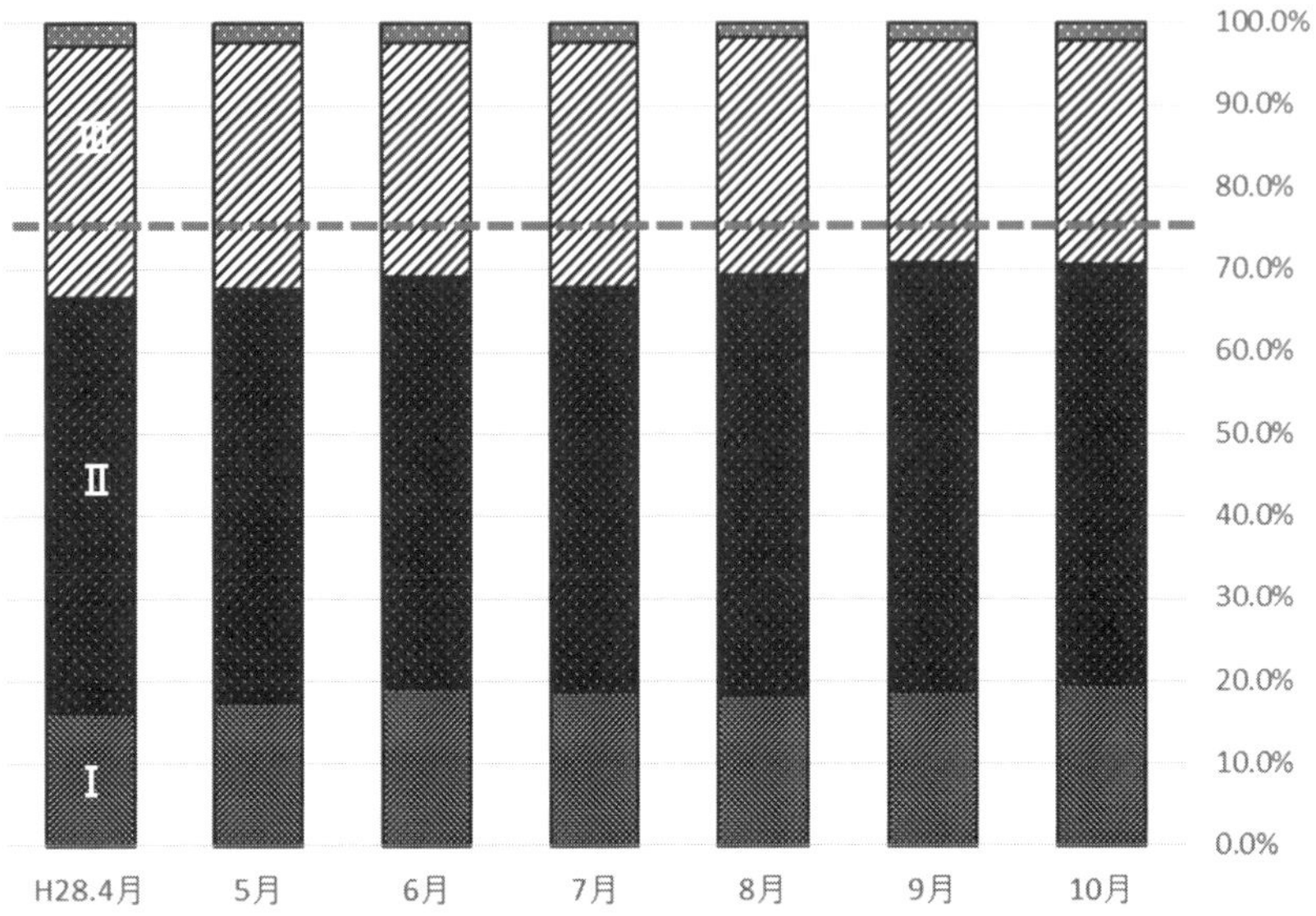

７%でしたが、２０１３年度以降は70%台で推移し、20%以上の病床が利用されていない状況が続いていました。当院も必至と考えます。短期的にはその分の人材（看護師）をどこに集中していくかが課題となるでしょう。その際には当院に求められる機能を念頭に考える必要があります。

　更なる医療の質の改善も目指さなくてはなりません。そのために平成27年10月院長を委員長とするQuality Indicator（ＱＩ）委員会を立ち上げました。ＱＩは他病院と比較することが目的でなく、同一医療機関の医療の質の改善の経過を評価する指標です。先駆けとなっている病院が聖路加国際病院ですが、院長の福井次矢先生が中心となり２０１１年から日本病院会にＱＩプロジェクトが立ちあがりました。２０１５年度は337の病院が参加し、32の指標について公表しています。当院も加わることにしました。

診療報酬上もQIを公表している病院にインセンティブを与える動きがあり、今後QIは益々重要な意味を持つものと思われます。残念ながら、〝委員会の立ち上げ〟のみで終わった感があります。次の世代に期待したいと思っております。

公立病院としての病院経営を考える

経常収支という曲者

平成26、27年度の一般に公表された経常収支を見ると医業収益が12億3千万円増えたにもかかわらず、給与費を含む医業費用が20億7千万円増えたために赤字になったと読めます（図表6－28）。新聞にも当院は7年ぶりに7億8千万円の赤字と報じられました。しかし、これは実際の医業の業績とは異なっています。新会計基準導入の影響で平成26年度は退職給付費を4、700万だけしか計上しておらず、逆に、平成27年度は積み増しの必要が生じ9億5千万円計上しているのです。減価償却引当前収支では5億9千万円の黒字で前年度より1億3千万円改善しています。

退職引当金を退職手当実支給額へ修正し、減価償却費を除くことで、会計制度変更と外的要因のよる影響を排除した医業損益では、27年度は前年に比し2億5千万円改善しているのです（図表6－29）。院長講話では後者も提示し、職員を労いモチベーションの維持に努めています。

図表6－28　平成27年度の中央病院の経営状況（決算概要）

単位：億円

	27年度	26年度	㉗－㉖比較
収益的収入	226.4	215.0	11.4
医業収益	184.5	172.2	12.3
（入院収益）	130.4	123.9	6.5
（外来収益）	48.2	42.2	6.0
医業外収益	41.9	42.4	▲ 0.5
（一般会計繰入金）	26.1	27.6	▲ 1.5
特別利益	0.1	0.4	▲ 0.3
収益的支出	234.3	319.0	▲ 84.7
医業費用	222.3	201.6	20.7
（給与費）	114.0	100.9	13.1
《うち退職給付費》	9.5	0.5	9.0
（材料費）	56.1	48.7	7.4
（減価償却費）	20.0	19.5	0.5
医業外費用	11.8	11.5	0.3
特別損失	0.2	105.9	▲ 105.7
当年度損益	▲ 7.9	▲ 104.0	96.1
経常損益	▲ 7.8	1.5	▲ 9.3
減価償却引当前収支	5.9	4.6	1.3

（　）及び《　》は内数

図表6－29　平成27年度の中央病院医業損益の状況

単位：億円

	27年度	26年度	㉗－㉖比較
医業収益	184.5	172.2	12.3
入院収益	130.4	123.9	6.5
外来収益	48.2	42.2	6.0
他医業収益	5.9	6.1	▲ 0.2
医業費用	197.4	187.6	9.3
給与費	109.1	106.3	2.8
材料費	56.1	48.7	7.4
経費	30.0	30.9	▲ 0.9
資産減耗費	0.6	0.2	0.0
研究研修費	1.6	1.5	0.1
医業損益	▲ 12.9	▲ 15.4	2.5

購入価格の適正化

診療材料費で問題なのが、整形外科材料を中心に、消費税を加えると納入価格が償還価格を上回るいわゆる〝逆ザヤ〟です。同規模病院と比較しても、当院は購入価格がより高いことが判明しました。手術の立ち会いや緊急対応に係る輸送費などを盾に、メーカー、ディーラーともに値引きに関しては極めて非協力的です。院長も参加して、逆ザヤの現状を整形外科のカンファランスで説明し、材料によってはディーラー変更の承諾を引き出したうえで交渉を進めた結果、トップシェアのメーカーについては１月から人工骨頭を除いては逆ザヤが解消しました。ペースメーカー、植え込み型除細動器についても、全国平均に比し納入価が高く交渉予定です。

値引き交渉については、他の多くの公立病院と同じく、当院は業者に委託しています。担当事務職員が２～３年ごとに異動になるので業者に委託せざるを得ないのです。材料費においては、かなりの割合を成功報酬として業者が取得しています。公的病院である山形Ｓ病院においては、値引き交渉を８年間同じ職員が担当しています。調達業務に関わる職員をプロパー化するなどの方策を考えるべきでしょう。心配なのが、消費税が10％に引き上げられる際に診療報酬はどうなるのかです。当院のような大病院ほど影響を受ける大きな問題です。

人件費

当院は同規模病院と比較して、人件費が高いのです。構造的な問題を内包していると思います（後述)。また人事院勧告で給与が上がっても、連動して診療報酬が上がるわけではありません。診療実績を上げ医業収益を増やすことで人件費率は下がりますが、人口減社会を迎え限界があります。

東北地方で当院と同じような立ち位置にあり、黒字病院である青森、岩手の県立中央病院と経営状況を比較してみました。青森、岩手の県立中央病院は、一般会計からの繰入金が当院より約8億円少ないにもかかわらず経常損益が黒字です。

費用の面では、当院は建物・設備が比較的新しく、また立派(平成13年新築移転の際、土地購入費を含め約400億円と高額な資金を投じた)であるが故に減価償却費も大きいのです。また医業外費用のうち、支払い利息は当院は3億9千万円で、2病院に比し約4倍多くなっています(図表6-30)。

特筆すべきは、「給与費(人件費)」の違いです。給与費を医業収益で割った人件費比率は青森、岩手が45%なのに比べ当院は62%、一般的に超えると黒字化は難しいといわれている50%をはるかに超えています。当院が仮に青森並に医業収益を伸ばしたとしても、このままの体制であれば人件費比率は50%を軽く超えてしまいます(図表6-30)。

人件費の違いはどこから来るのでしょうか。100床当たりの医師数も当院が最多なのですが、大きな違いは看護師の数です。当院は100床当たりの看護師数が最も多いのです(図表6-31)。当院も岩手県立中央病院も一般病棟は7対1看護体制なのですが、当院では1病棟当たりのベッド数が45~50床(MFICUを除く産婦人科病棟のみ33床)であるのに対し、岩手県立中央病院はほぼ施設基準上限の60床です。また手厚い看護体制を必要とする集中治療系の病床数は当院67床に対し岩手県立中央病院は28床であり、当院は看護師を多く必要とする構造になっているのです。また看護師の平均年齢も、青森県立中央病院

図表６－30　平成27年度決算の主要病院との比較

項目　病院名	青森県立中央病院	岩手県立中央病院	山形県立中央病院
収益的収入	251.5	223.2	226.4
医業収益	217.9	206.3	184.5
（入院収益）	148.7	139.7	130.4
（外来収益）	65.8	56.8	48.2
医業外収益	33.6	16.8	41.9
（一般会計繰入金）	18.2	17.8	26.1
特別利益	-	-	0.1
収益的支出	247.3	210.0	234.3
医業費用	234.3	192.9	222.3
（給与費）	98.1	92.5	114.0
（材料費）	87.8	69.4	56.1
（減価償却費）	16.2	7.4	20.0
医業外費用	12.9	8.5	11.8
共通管理費	-	8.4	-
特別損失	-	0.2	0.2
当年度損益	4.2	13.2	▲ 7.9
経常損益	4.2	13.4	▲ 7.8
内、支払い利息	0.81	1.09	3.9

（単位：億）

図表６－31　平成27年度決算の主要病院との比較

	青森県中	岩手県中	山形県中
給与費	9,322,429 47.4%	9,972,146 51.8%	9,421,905 56.7%
医師（単位：千円）	2,182,151	2,730,071	2,388,677
医師数	132人	153人	149人
100床当たり医師数	19	22.3	22.6
医師１人当たり収入（円）	400,765	286,817	243,989
看護師（単位：千円）	3,353,157	3,120,516	3,815,291
100床当たり看護師数	88.8	80.4	100.2
看護師数	617人	551人	661人
看護師１人当たり収入（円）	71,739	78,436	61,410
他会計繰出金(3条)(単位:千円)	1,793,134	2.184,204	2,771,908
他会計繰出金(4条)(単位:千円)	1,023,658	2,020,191	1,327,025
他会計繰入金（合計）（単位：千円）	2,816,792	4,204,395	4,098,933

35歳、岩手県立中央病院37歳、当院42歳（平成26年度比較、総務省「平成26年度地方公営企業年鑑」より）で当院が最も高齢であり、人件費を押し上げる要因となっています。

岩手と山形の決定的な違いは、事務力にあると考えています。岩手県病院事業局と山形県病院事業局の事務職員につき比較してみました（図表6－32）。山形には県立病院が4つありますが、岩手県には県立病院が20、他に診療所が6あります。事務職員数は岩手が336人で山形の3倍です。1病院当たりの事務職員数は16・8対28、本局職員数は2・8対6人で山形が圧倒的に多いのです。

この差は何から来るのでしょうか。岩手県は採用時から定年退職まで岩手県医療局に所属し県立病院間を異動するのに対し、山形県は知事部局からの出向で2～3年で交代してしまいます。しかも本局には、病院勤務経験者は6名のみ（平成28年度）しかいないのです。岩手県では医療行政の専門家が自然に育つ仕組みができているのです。県立病院の中ではむしろ例外的といえるでしょう。県職員は総じて優秀な人材が揃っており、異動して来ても2、3か月もすると仕事をこなしています。しかし現在のように2年ごとに変わる診療報酬改定に、先を読んで対応することは困難です。また継続的に病院事業局勤務を希望する職員は少数です。山形県病院事業局においても、平成28年度初めて2人の病院経営管理士が誕生しましたが、彼らを中心にして有能なコンサルタントの意見を聞きながら病院運営をしていく必要があるでしょう。

以上述べたことは、院長の立場で改革できるものではなく、病院事業局主体で考えていかなくてはならない課題だと思います。

図表6－32　事務職員について岩手県医療局・山形県病院事業局の比較

	岩手県	山形県
病院数	20	4
診療所数	6	0
事務職員総計	336	112
うち本局所属	73	24
1病院当たりの事務職員数	16.8	28
1病院当たりの本局職員数	2.8	6

県民ならびに職員への病院運営・経営方針の周知

広報誌「あおやぎ」では、県民に当院の病院運営に対する理解と協力を求めました。〝経営の話ばかりではつまらない〟との広報委員長、沼畑健司先生の意見を入れ、エッセイ風の話を交えました。

協力医向け広報誌、「地域医療部だより」では、ＡＯＹＡＧＩメディカルカンファレンス、紹介型外来の紹介、県民健康講話の開催等につきお知らせしました。患者さん受け入れの基本方針として、年齢や施設入所中等の状況にかかわらず、医師からの入院要請は受け入れる、という方針も周知いたしました（「ふだん在宅、ときどき入院」地域医療部だより　平成28年3月号参照）。

院内報「笑顔」の〝院長室から〟では、職員に病院経営の現状に対する理解と協力を求めました。明るく楽しい職場にする一助となるべく、途中から主に研修医時代に出会ったユニークな人々とのエピソードを綴ったエッセイ〝伝説の人々〟を連載しました。7話までいきましたが、全24作まで追加し平成27年9月自費出版しました。[3]

院長就任2年目までは年に1回の院長講話を開催していましたが、3、4年目は新入職員向けも含め年に3回開催しました。最終講話は平成29年3月30日、定年退職の前日に開催しましたが、150名と多くの職員が聴講してくれました。

1 （文献1）後藤敏和：山形県立中央病院の〝改革〟―DPCII群病院復帰への道のり『戦略的病院経営マネジメント　財務分析・管理会計』井上貴裕編著、清文社、東京、2016、p.253-293

2 （文献2）後藤敏和：山形県立中央病院　平成28年度見えてきたもの、そして進むべき道『成功する病院経営』井上貴裕編著、ロギカ書房、東京、2017、p.398-424

3 後藤敏和著『花城病院ものがたり―伝説の人々―』平成28年9月遊友出版、本文p.178、1,000+税、2週続けて山形市内の書店の売り上げランキングに入り、初刷を完売したのですが、値段を安くしすぎて採算がとれない、として出版社が増刷しないことに決定したため、現在では入手不可能です。

院長就任　ご挨拶

（広報誌・あおやぎ　２０１４（平成23）年４月）

院長　後藤敏和

４月より山形県立中央病院、第10代の院長を拝命いたしました。重責に身が引き締まる思いです。はじめに自己紹介をさせていただきます。山形市生まれ、大学卒業後、内科研修医として、当院で医師としての１歩を踏み出しました。当時の指導医、横山紘一先生（後に院長）の薫陶を受け、循環器内科医を志し別表の経歴を歩んで参りました。若いころ、いろんな所で得た経験、知己が自分の財産と思っております。

当院赴任後は、一貫して教育研修部の仕事に携わり、研修医確保に努力して来ました。管理職になるまでほとんどの期間、研修医の先生方と共に診療して参りました。救命救急センター副所長在任中の平成23年、東日本大震災が発生、小田隆晴前院長の後ろ盾の下、災害対策委員長として指揮をとり、多くの職員の助力のおかげで、試練を乗り切ることができました。平成24年からは、副院長と医療安全部長を兼務し、医療事故の発生防止に努めて参りました。

当院は、明治30年の陸軍衛戍病院に始まり、幾多の変遷を経ながら、昭和38年に山形県立中央病院として開院、今年50周年を迎えます。平成13年５月に現在の地、青柳に移転しましたが、この間、県民の皆さまに高度で良質な医療を提供して参りました。当院は、県立がん・生活習慣病センター、県立救命救急センターを附置した総合医療センターを形成しております。本県唯一の都道府県がん診療連携病院、都道府県総合周産期母子医療センター、高診療密度病院、エイズ診療拠点病院、基幹災害医療センター、第1種感染症指定医療機関として多くの機能を担当し、さらに臨床研修指定病院など、医師や医学部、医療大学、看護学科の学生など医療従事者の育成、教育の役割も果たしております。昨年11月からは、ドクターヘリの運航を開始しております。

当院の理念は「県民の健康と生命を支える安心と信頼の医療を提供する。」ことです。前院長、小田先生は、"no margin, no mission"を掲げ、経営改善に取り組まれました。私たちは、小田先生の業績を受け継ぎ、さらなる経営基盤の強化に職員一丸となって取り組んで参ります。

医療人として一番大切なものは、患者さんへの〝おもいやり〟だと思います。職員ひとりひとりが、おもいやりの心で患者さんに接し、「県立中央病院にかかって良かった」と思っていただける病院にしたいと思います。そのためには、病院に働く職員自身が、〝健康で幸せ〟でなくてはなりません。県民の皆さまには、高度急性期病院としての当院の役割に御理解を頂きいっそうのご支援、ご協力をお願い申し上げます。

自己紹介

（以下略）

＊　　＊

当院の使命
「県民の健康と生命を支える安心と信頼の医療を提供する」ために

（広報誌・あおやぎ　２０１６年４月号）

院長　後藤敏和

当院を受診していただきありがとうございます。昨年もこの〝あおやぎ〟で紹介させて頂きましたが、国は団塊の世代がすべて後期高齢者となる２０２５年に向け、高齢者が住み慣れた地域で介護サービスや医療を受けながら生活を続けていける制度「地域包括ケアシステム」の構築を目指しています。そのための政策「病床機能報告制度」では、各病院が自院の提供する医療を、高度急性期、急性期、回復期、慢性期の４つの中から選択し報告することになっています。県民から期待される当院が果たすべき機能は、言うまでもなく、「高度急性期」と「急性期」機能です。具体的には、〝救急車を断らず〟〝がん（緩和を含む）や周産期を含めた高度な医療を安全に提供する〟『いざというときに頼りになる病院』と言えるでしょう。

そのためには、救急車で来院し、手術などの治療で落ち着いた患者さんが自宅復帰できるように、リハビリをしてくれる後方ベッドの確保が必要です。病病連携、病診連携はもとより、病介護施設連携も重要になります。介護施設との連携を強化するべく、平成28年2月25日、第1回在宅医療・介護連携研修会を当院講堂で開催しました。「褥瘡の予防や処置について」と題し、当院の皮膚排泄ケア認定看護師、矢萩友加が講演を行いましたが、介護施設から105名の皆様に参加を頂きました。今後もテーマを決

救急搬送件数（平成26年度と27年度の比較）

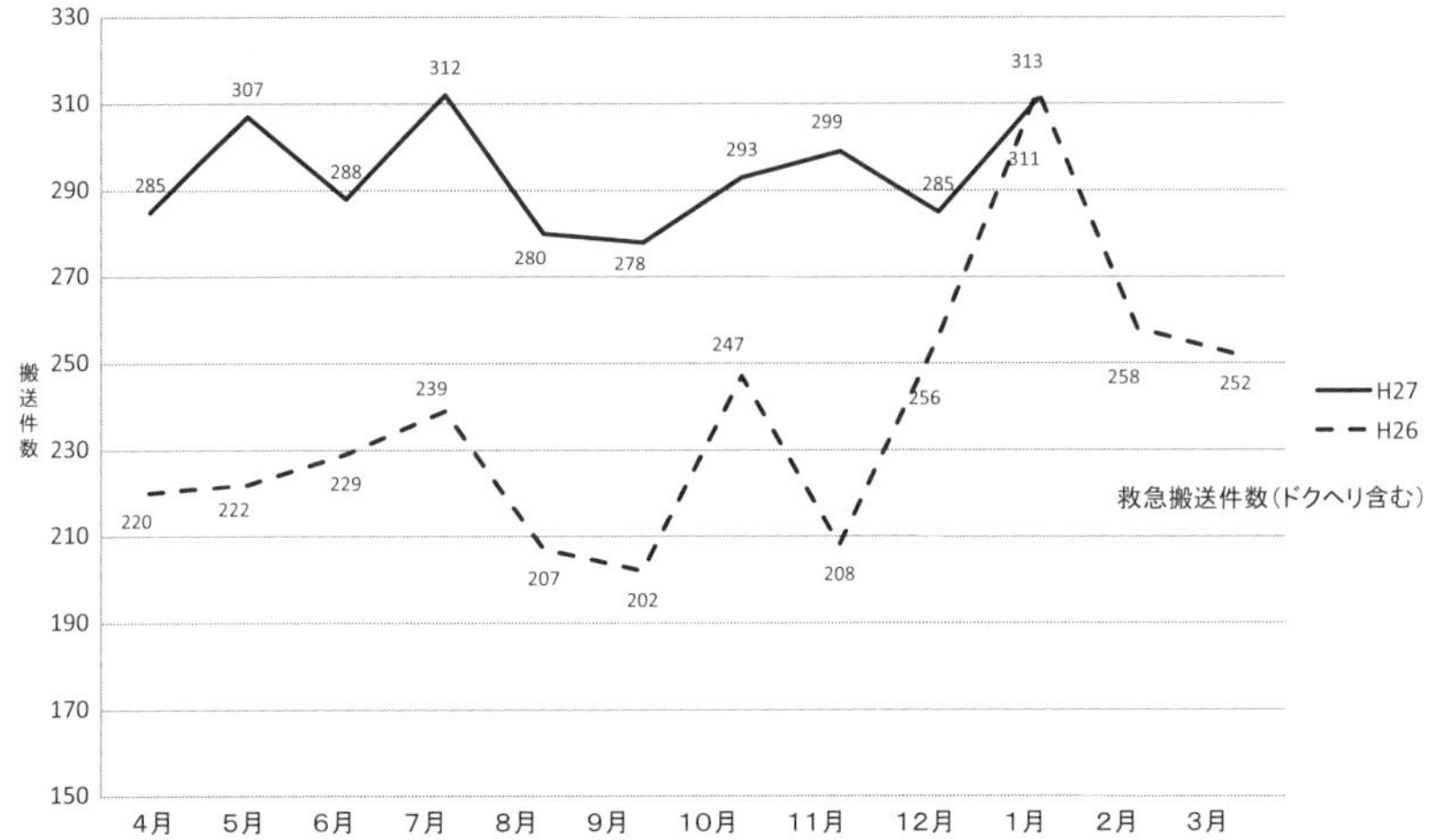

め、定期的に開催する予定です。

一方、救急車を断っていては、『いざというときに頼りになる病院』とは言えません。救急車を断る理由の1つに、〝ベッド満床〟があります。昨年4月からベッドコントロールを外来師長に一元化し、リアルタイムにベッド状況を把握することで、効率良くベッドコントロールをしています。また後方連携の強化、患者さん・ご家族の理解が進み、平均在院日数も平成27年度上半期は平成26年度から1日短縮し11・8日となりました。

こうした努力の結果、平成26年度、山形市救急本部からの救急車応需困難率が17・7％であったのに対し、今年度は12・5％（10月まで）に減少し、全体でも1月までで11・5％にまで減少しました。救急車搬送件数も12月までで427台（22・1％）増加し（図）、新入院患者数も12月まで676人（6・3％）の増加、手術患者数も595件（11・2％）増加し、手術の待ち日数も減少しています。

今回の診療報酬改定では、大病院と診療所の機能分化にも配慮され、500床以上の大病院では、紹介状を持たないで受診した患者さんに5、000円以上の定額負担（緊急その他やむをえない場合を除く）を義務付けました。県民の皆様には、おひとりおひとりがかかりつけ医を持ち、当院を救急以外で初めて受診される場合には、紹介状を持って受診されますようお願いいたします。

最後に嬉しいことを報告します。平成27年度の研修医マッチング[注]において、当院は県内で唯一４年連続フルマッチし、４月から16名の初期研修医を迎えます（この〝あおやぎ〟が発行される頃には、研修が始まっていることでしょう）。医学生から選ばれる病院となっています。研修医は将来の当院を支えてくれる貴重な人材です。県民の皆様も暖かい目で成長を見守っていただきたいと思います。

注　医師には卒業後2年間の研修が義務付けられている。医学生は6年生の夏に研修を希望する病院の面接や試験を受け、希望順に病院を指名する。一方、病院も採用したい学生に順番を付け、マッチした病院が研修先となる。実際は約8割は学生が1位指名した病院が研修病院となる。

＊　　＊

退職にあたって　34年間お世話になりました

（広報誌・あおやぎ　平成29年3月号）

院長　後藤敏和

当院を受診して頂きありがとうございます。平成25年に院長に就任してから早4年が経ち、3月で定年退職を迎えます。昭和51年、当院内科研修医として医師としてのスタートを切り、その後7年間は大学に在籍しましたが、昭和60年に赴任して以来、通算34年間、当院に勤務いたしました。

桜町にあった旧病院は、霞城公園の東門近くにあり、間もなく訪れる花の季節には、病院の中まで桜の花の甘い香りで一杯になりました。夏には美術館前の通りに夜店が立ち並び、子ども連れやカップルが行き交い、その様子を病室から眺める患者さんたちには何よりの励まし、癒しになりました。職員も和気藹々として働いている良い病院でした。

時代は変わり、平成13年、現在の青柳地区に移転、以来、平成20年、都道府県がん診療連携拠点病院に指定、平成22年、総合周産期母子医療センターを設置、平成24年には山形県ドクターヘリの基地病院となり、あらゆる急性期医療に対応して来ました。

昨年4月の診療報酬改定で500床以上の地域医療支援病院に紹介状を持たずに初診した場合、5、000円以上の定額負担（救急搬送された患者さんや、受診後入院が必要となった患者さんを除く）が義務付けられました。さらに深刻な人口減社会に突入したことにより、今年度、山形県内の急性期病院は軒並み入院患者数が減っています。そんな中、当院は山形市内の急性期4病院のうち、唯一、実入院患者

「愛され、親しまれる病院を目指して」

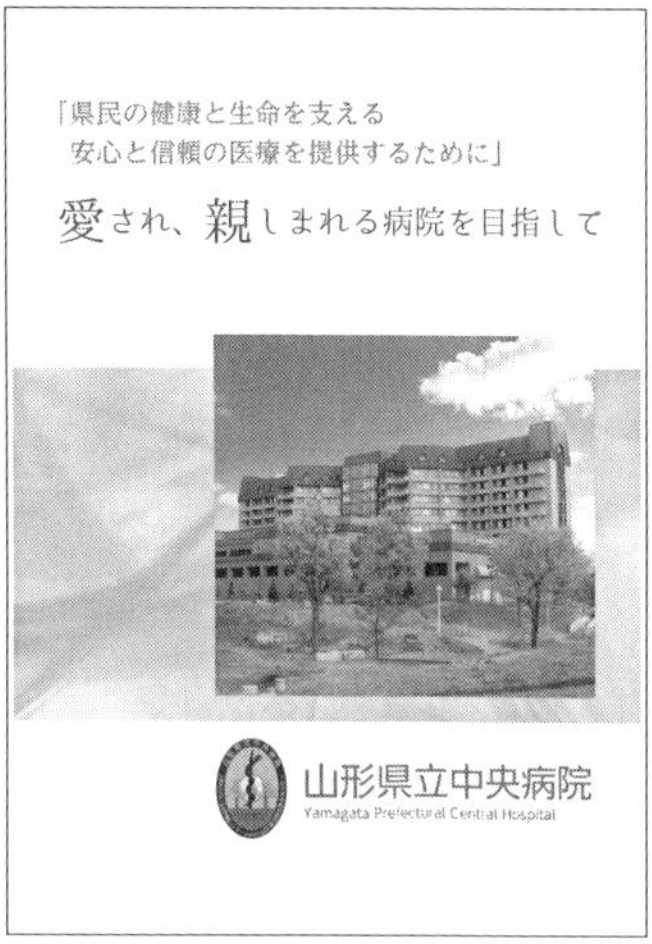

平成29年1月
遊友出版
1,200円＋税

数が増加しています。救急車搬送件数も、過去最高だった昨年度を2月14日累計で1・4％上回っています。県民の皆様、開業医の先生方、さらには救急隊から、より選ばれる病院になったものと感謝しております。

当院が提供している優れた医療を県民の皆様により知っていただくために、2つのことを新たに実行しました。1つ目は、1月に当院の医療の内容を紹介する書籍、「愛され親しまれる病院を目指して」を発行しました。発売直後から好評で、たちまち市内の書店の発売ランキングに入っています。

2つ目は、昨年11月から月に1回、県民向けの健康講話を開始しました。今までも当院の病院祭りなどで行っていたのですが、郊外にある当院にはいらしていただくのが大変で、街中にある遊学館で開催することにしました。1回目の「前立腺がんのお話」に始まり、これまでに4回開催しましたが、周知されてきたこともあり、参加者が増加しています。

（健康講話の開催）

第１回	平成28年11月５日（土）	泌尿器科　沼畑健司先生　「前立腺がんのお話し」 43名参加
第２回	平成28年12月17日（土）	心臓血管外科　「血管の病気」 34名参加
第３回	平成29年１月28日（土）	消化器内科　「消化器のがんを知る」 72名参加
第４回	平成29年２月18日（土）	循環器内科　「心臓病のお話し」 79名参加
第５回	平成29年３月25日（土）	脳神経外科・神経内科　「脳卒中をもっと知ろう」 105名参加

来年度も続けて参ります（表）。

残念ながら昨年、当院で、病理検体取り違えによる医療事故が発生し、患者さんとご家族に多大なご迷惑をおかけし、県民の皆様の当院への信頼を大きく失墜させました。職員のショックも大きく、院長として誠に申し訳なく思っております。外部委員を含めた事故調査委員会を2回開催して再発防止策を練り、できるところから実行しております。調査委員会の結果が出次第ご報告いたします。

特に内科の医者は、患者さんの人生を共に生きなければならないことがあります。20年から30年にわたり、受診して下さった患者さんがいらっしゃいます。病気や後遺症を抱えながら、懸命に人生を歩んでおられる姿に、医者の私の方が何度励まされたでしょうか。この場を借りて御礼申し上げます。医学は日進月歩です。C型肝炎など治らなかった病気が、治るようになり、抗がん剤の進歩により、がんを抱えながら生き続けられる時代になっています。難治性の病気を抱えた皆様も、決して悲観せず、頑張ってください。

赴任以来、ライフワークにして来たのが教育研修部です。教育研修部長として、研修医集めに奔走しました。おかげさまで、今では東北地方を代表する人気の病院となりました。副院長になるまで、ほとんど切れ間なく研修医の先生方と仕事して来ました。弟や妹のように（だんだんと息子や娘のように、と変わりましたが）感じられる研修医の成長を喜びとして、臨床の現場でがむしゃらに働いていたころが、私にとり最も充実した楽しい期間だったかもしれません。

長い間お世話になりました。大変だったけれども充実した34年間でした。県民の皆様には引き続き当院をよろしくお願い申し上げます。〝感謝！〟

＊　　＊

〝帰れない病院から、帰りたくなくなる病院へ〟

（院内報・笑顔　24号　院長室から　平成25年8月）

院長　後藤敏和

平成13年の新築移転前、数班に分かれ全国の先進病院を見学する機会がありました。私も当時の横山紘一院長、小林美佐子看護部長、メディカルソーシャルワーカーの垂石啓芳さん、と一緒に数病院を見学したのですが、今、覚えているのは、名古屋第二赤十字病院だけです。その時の院長の言葉が、とても印象的でした。「職員が病院から帰りたくなくなる病院にしたい。」というものでした。病院の最上階には、職員用のサロンがあり、名古屋市内が一望できました。まるで高級ホテルのバーのような感じでした。公的病院ではありながら、病院の設備には、寄付してくれた人や企業の名前の書いたプレートが貼られていました。たとえば、エスカレーターには、平成○年○○○様、寄贈、エレベーターにも平成○年、株式会社○○寄贈、とあるのです。院長によれば、年に1回は医師、看護師、事務職員から清掃職員まで全職員が何回かに分けて職員旅行をするのだそうです。病院に働く人が気持ちよく、楽しく働けるようにしたい、という院長の理念が強く伝わってきました。横山院長は、予定時間が過ぎるほど、熱心に質問されていました。

今年4月、院長になり、4月、5月と大学、病院へのあいさつを済ませ、7月まで院内各部署に出向きタウンミーティングを開催しました。どの部署でも、職員はこれ以上働けないくらいに働いておりました。私が必ず聞いたのが、「日勤の看護師が何時に帰れるか?」ということです。どの部署でも定刻の17時15分に帰れる職員はおらず、普通でも19時、20時、夕方に新入院があったり、緊急手術があったりした時には21時、22時くらいになることもめずらしくありませんでした。〝何とか日勤の看護師が18時には帰れるようにしたい〟そのためにはどうすればよいのか、難しいテーマではありますが少しずつでも改善していきたい、と思っております。

旧病院の時には、霞城公園で花見もしました。河原で芋煮会もしました。組合の旅行で尾瀬にも行きました。看護部主催の新年会もありました。役付職員と非役付け職員の、日を同じくした年に1度の飲み会もありました。今後、サークル活動や職員が親睦できる機会を増やしていくことも大事でしょう。

何時の日か、「帰りたくなくなる病院」になる日を夢見つつ。

＊　　＊

〝一丸となってＤＰＣⅡ群（高診療密度病院群）復帰を目指しましょう。〟

（院内報・笑顔　第27号　院長室から　２０１４年６月）

院長　後藤敏和

本号では経営の話をしましょう。当院は平成20年からＤＰＣを導入しました。ＤＰＣ病院はⅠ群（大学病院本院群80病院）、Ⅱ群（高診療密度病院群）、Ⅲ群（その他の急性期病院群、約1、３００病院）に分けられます。Ⅱ群はⅢ群に比し高い基礎係数がもらえます。当院は平成24年度にⅡ群の全国90病院に選ばれました。しかし今回の診療報酬改定で、当院はＤＰＣⅡ群から脱落しⅢ群となりました。今回はＤＰＣⅡ群には全国で99病院選ばれましたが、東北地方からは、青森県立中央病院、岩手県立中央病院、国立病院機構仙台医療センターの当院と同規模の３つの病院が選ばれました。Ⅱ群に選ばれるということは、高度の医療を短期間に効率的かつ集約的に提供していると評価されていることであり、病院のステータスを示すものと言えます。

Ⅱ群の実績要件は、１．診療密度、２．医師研修の実施、３．高度な医療技術の実施、４．重症患者に対する診療の実施、の４つです。３の高度な医療技術の実施は、ａ．手術1件当たりの外保連手術指数、ｂ．ＤＰＣ算定病床当たりの外保連手術指数、ｃ．手術実施件数、で評価されます。外保連とは、正しくは外科系学会社会保険委員会連合といい、外科系診療における適正な診療報酬を学術的に検討することを主な目的に作られた団体で、現在では96の外科系学会が加盟しています。手術時間に協力医師数を勘案して手術毎の難易度を〝外保連指数〟として評価しています。

	前回の基準値	今回の基準値	県中の実績
【実績要件１】 診療密度	2,438.6	2,482.9	2,464.4
【実績要件２】 医師研修の実施	0.0163	0.0233	0.0364
【実績要件３】 高度な医療技術の実施			
（３a）：手術１件当たりの外保連手術指数	14.69	12.39	14.06
（３b）：DPC 算定病床当たりの外保連手術指数	134.59	102.68	123.93
（３c）：手術実施件数	3,200	2,529	5,553
【実績要件４】 重症患者に対する診療の実施	0.1248	0.1197	0.1737

４つの要件のうち、当院は１の診療密度が基準に至らなかったのです。診療密度とは、入院患者の一日あたりの包括範囲出来高平均点数です。効率的に高度の医療が提供されたかを表すもので、当院はわずかに17・８点（178円）基準に達しませんでした。入院しても何も医療行為を行わない日があれば、診療密度は下がります。診療密度を上げるにはどうすればいいでしょうか。もっとも重要な要因は在院日数の短縮です。在院日数を短くするには、パス入院の期間を短くすることが最も効果的です。当院のパスには、平均的な入院期間である入院期間Ⅱを超えるパスが多くあります。パスを見直す必要があります。また丸一日を超える入院中の外泊も控えていただく必要があります。

今回の診療報酬改定では、当院の医療機関別係数は、基礎係数は下がったものⅡ群からⅢ群に落ちたことにより暫定調整係数が上がり、また昨年度職員一丸となり努力して取得した総合入院体制加算Ⅱ等により、１・３４６５と過去最高になりました。しかし次回の平成28年度の診療報酬改定では暫定調整係数は現在の半分の評価となり（機能係数IIに置き換えられる）、平成30年には無くなります。是非とも平成28年の改定時にはII群の病院に復帰する必要があります。そのための評価は今年10月から平成27年9月までの実績がもとになります。ですから今年9月までに長いパスを見直す必要があるのです。現在パス推進委員会の間中副院長、饗場副部長、飛塚パス専任主任看護師を中心に見直しが進められていま す。各診療科はご協力をお願いいたします。

当院のビジョンは、「質の高い医療とそれを支える経営基盤を強化し高度急性期病院としての役割を果たす」です。経営基盤の強化のためにII群復帰は達成しなければならない最重要課題であります。

II群の実績要件のうち、２の医師研修の実施は、初期研修医の数で評価されますが、当院は軽く基準を超えています。今回II群から脱落した病院の中には、この基準を超えられず脱落した病院もあります。平成23年度はマッチングにおいて7名もの欠員を出しましたが、平成24、25年度はフルマッチしました。飯澤教育研修部長はじめ職員の皆様に感謝します。これからも学生さんから人気のある病院であり続けるべく頑張りましょう。

＊　　　＊

〝どうすればできるのか、提案を〟

（院内報・笑顔　第29号　院長室から　２０１４年12月）

院長　後藤敏和

院長になって1年8か月が経過しました。大変な時期に院長になったものだ、という思いを日々強くしております。少子高齢化を迎え、医療の世界はこれまでに経験したことのない、先の読めない大きな変革期にあります。今年導入された「病床機能報告制度」、来年度作成される「地域医療ビジョン」は病院の将来を決定する大きな政策であります。院長には社会の変化、政策の意図を敏感に読み取って病院のかじ取りをしていくことが求められています。

これまでも院長講話等でお話してきましたが、平成28年に向けて当院は2つのことを目標としています。ＤＰＣ病院における「高診療密度病院群（ＤＰＣⅡ群）」への復帰と、「地域医療支援病院」の認定取得です。当院の経営に影響する大きな課題です。具体的な取り組みとしては、診療密度（包括範囲出来高点数）向上と、紹介率・逆紹介率を上げる努力を進めてきました。饗場 智先生を委員長に「診療密度向上委員会」を立ち上げ、パスの入院期間の短縮をはじめ診療密度を上げる方策を検討してきました。当院の診療密度が上がらない大きな要因は、病棟で施行した検査・処置の入力漏れです。佐藤敏彦先生を中心にして外科（6東西）病棟における「検査・処置の入力漏れ防止の手順」の作成は大きな成果です。これを手本に、救急室を含めた各病棟で部門の事情に合わせた手順を作成して頂いているところです。確実に実行されるならば、診療密度向上に大きく寄与することは間違いありません。一連の取り組みの中で、感じたことがあります。例えばパスにおける入院期間が短縮できない理由、あるいはパス作成ができない理由について説明されます。多くは現状に照らしもっともな意見です。しかしそこで留まっていては前に進まないのです。〝どうすればできるのか〟を、提案してほしいのです。院長就任時の挨拶の中でもお話しましたが、現場のことは現場の人間が一番よく分かるのです。〝こうすればできる〟ということを是非提案してもらいたいのです。出来ない要因を数え上げた後は、出来るようにするにはどうすればいいのか考え提案して下さい。実現に向けてのその後の調整は院長・副院長の役割と心得ます。

積極的に課題解決の方策を考え、提案してくれる人材が各部門に出現するならば、当院の未来は明るいと確信しています。

＊　　＊

院長在任４年間でやらなければならなかったこと、やりたかったこと

（院内報・笑顔　第35号　院長室から　２０１６年６月）

院長　後藤敏和

院長就任４年目、来年３月に定年退職を迎えます。就任時、４年間でやらなければならないこと、やりたいことを考えました。残り11か月となり、評価してみました。

経営を預かる立場からすると、以下の３つになります。まず総合入院体制加算Ⅱ（現在ではⅢ）の取得です。前院長、小田隆晴先生の時から、当院の経営アドバイザーである井上貴裕先生に強く勧められ

ていたものです。退院の翌月までに資料を添付して紹介する〝逆紹介率〟が課題でしたが、当時の経営担当副院長、間中英夫先生、そして当時の医療企画主幹、佐久間正則氏の頑張りで平成26年4月に取得することができました。第2の課題は、DPCⅡ群（高診療密度病院群）への復帰です。私が就任した2年目の平成26年4月にⅡ群からⅢ群に格下げされました。平成24年10月から平成25年9月までの実績が評価され、診療密度が基準値にわずかに足りなかったのです。院長就任途中で生じた課題です。平成26年7月に饗場智先生を委員長として、診療密度向上委員会を立ち上げ努力した結果、同年10月から平成27年9月までのデータが評価され、この4月からⅡ群に復帰できました。3番目は、地域医療支援病院の取得です。県内の同規模病院では、当院だけが取得していませんでした。平成27年度の業績で評価されましたが、紹介率50％以上かつ逆紹介率70％以上という基準を達成し、5月の医療審議会で承認されました。以上により年間2億円以上の医業収益の増加が期待されます。

次は病院の組織改革です。循環器疾患の当院のシェアは急性期病院の多い村山地方でトップを占めています。今後も増え続けると予想される、大動脈疾患に対するステントグラフト、大動脈弁狭窄症に対するTAVIに対応するため、ハイブリッド手術室を平成28年3月から稼働させました。効率的に診療するには、循環器内科と心臓血管外科の連携は欠かせません。多くの先進病院に習い5階東病棟を循環器病センターとしました。また入院で行っていた消化器内視鏡治療の外来化に対応するために、内視鏡室を内視鏡センターへ格上げしました。両センターとも4月に開設されたばかりですが、円滑に運用されるように、ご協力をお願いします。

病院に対する評価で最も大切な要因は、ソフト（人材）だと思っています。特に医師確保は重要です。

平成27年1月に、待望の腫瘍内科常勤医として笹原由理子先生を、第1種感染症指定病院でありながら専門医がいなかった感染症科に阿部修一先生を、山形大学から招請できました。また東北大学から初めて、麻酔科常勤医として、当院研修医OGである押切智子先生をお迎えできたことは、さらなる麻酔科医増員につながると思います。

経営以外のことでやりたかったことをあげます。職員の子どもさんたちが、両親が当院で働いていることに誇りを持ち、さらに将来、当院あるいは県内で働いてくれる医療従事者を目指してくれることを期待して、平成26年12月から職員の子どもさん向けに病院見学会を開催しました。これまで3回開催し好評です。次が病院祭りです。県民から親しまれる病院になってもらう一助とするべく昨年9月に第1回〝あおやぎ祭り〟を開催しました。職員みんなの力で盛り上げ、1、000人以上来訪者があり大成功でした。もう1つは、あおやぎギャラリーの開設です。従来からのロビーコンサートと共に、患者さんや職員のいやしの場になっているのではないでしょうか。人間ドックの結果の読み方を解説した書籍や、カレンダーの作成も親しまれる病院となるために貢献していると思います。さらに今年度中に当院の医療のアピールポイントを知ってもらう冊子を出版する予定です。

残念ながら実現できなかったこともあります。総合診療科医師の育成です。県の方針で、総合診療科の専門医プログラムは、新庄病院を中心に勧められることになりました。当院としても救急科研修を中心に協力する必要があります。

複数の方々から、〝病院が明るくなった〟〝職員が生き生きとして働いている〟と評価されています。院長として何よりも嬉しいことであります。

もう1つやりたいことがあります。この秋に実現できそうです。皆さん、お楽しみに。

＊　　＊

平成28年度第一四半期を終えて見えてきたもの

（院内報・笑顔　第36号院長室から　２０１６年9月）

院長　後藤敏和

この4月のＤＰＣⅡ群復帰に続き、6月から地域医療支援病院の承認を得ることができました。職員一人一人の頑張りのおかげです。厚く御礼申し上げます。

さて昨年度、当院の診療実績は大きく伸び（表）、医業収益も12億円の増収となりました。しかし、人件費が13億円増加し、材料費も増加したことから経常収支は7億8千万円の7年ぶりの赤字となりました。人件費の伸びは、制度改正による実際には動かないものも含まれており、減価償却引当前の収支では前年度に比し6千万円ほど改善しています。頑張った年度でした。

今年度第一四半期を終えての診療実績は昨年度と大きく異なっています。4月に診療報酬改定があり、当院のような大病院は非紹介加算を5、０００円以上に設定することが求められました。非紹介患者は約20％減少しました。それればかりではなく、紹介患者も約15％減少しています。（注：平成27年度と平成28年4―5月の月平均新外来患者数の比較）新入院患者数は横ばい（2％減）ですが、手術件数は5・5％減少しいます。平均在院日数は11・5日（6月は10・9日）と短縮し、病床利用率は80・0％（前

主な経営指標	単位	26年度	27年度	26→27
新入院患者数	（人）	14,529	15,515	106.8%
手術件数（手術室・内視鏡室）	（件）	6,359	6,977	109.7%
手術件数（全身麻酔）	（件）	3,000	3,090	103.0%
救急搬送件数（救急車）	（台）	2,726	3,177	116.5%
救急搬送件数（ドクヘリ）	（台）	127	165	129.9%
三次救急患者数	（人）	1,259	1,318	104.7%
がん入院患者数	（人）	5,279	5,269	99.8%
外来化学療法センター患者数	（人）	4,146	4,580	110.5%
循環器疾患入院患者数	（人）	2,130	2,342	110.0%
周産期入院患者数（胎児及び新生児）	（人）	214	227	106.1%

年比3・9%低下）と低下しました。その結果、延べ入院患者数が4・5%減少し、入院診療単価が伸び悩んだ（6月67、276円）ことから医業収支は前年比で約2億6千万円悪化しています。

私たちはより一層、外来新患、新入院患者の獲得に努力する必要があります。FAX予約枠の増、協力医のインターネットを介した予約制度の導入を検討しています。救急車搬送件数は微増（3・7%）していますが、昨年度11・8%に低下した救急車応需困難率は今年度増加傾向（12・2%）です。ベッドは毎日100床以上空いているのです。救急車を断らない原則を再確認する必要があります。

山形県の人口は、毎年1%（毎月800人以上）減少しています。当院のテリトリーである北村山・西村山地域は人口減少が著しい地域です。人口減少、在院日数の短縮を念頭に入れ対策を練っていく必要があります。ダウンサイジングは当然視野に入れなければなりません。看護師をどのように再配置していくか、が課題となります。例えば、救急受診患者の1泊観察入院用ベッド（病棟）や退院支援センター、入院支援センターの創設、退院後訪問指導の開始（退院直後に入院医療機関の看護師が患者宅を訪問して在宅療養指導を行った場合に「退院後訪問指導料」として580点が算定）、手術室、救急室への増員等が考えられると思います。

急性期病院として県民に安心と安全の医療を提供し続けるために、英知を結集し、早めの対策をとっていく必要があります。

＊　＊

〝ふだん在宅、ときどき入院〟

（山形県立病院　地域医療部だより　巻頭言　平成28年3月）

院長　後藤敏和

昨年12月18日、母が91歳で亡くなりました。49歳から糖尿病を患っていたことを考えると、長生きしてくれたと言えるでしょう。晩年は認知症でインスリン自己注射ができなくなり、施設に入所させて頂き在宅診療を受けていました。最晩年は年に3～4回、熱発、気道感染症、心不全などで当院に入院し、2～4週間の加療でその都度回復し施設に帰っていました。これからは母のように、〝ふだん在宅（自宅だけでなく、サービス付き高齢者向け住宅、小規模多機能型居宅介護施設等を含む）ときどき入院〟という患者さんが増加すると予測されます。ほとんどの高齢者は何らかの疾病を持っており、入院医療を要するようになった時のための病棟が、地域包括ケア病棟ですが、実際は一般病棟からの転院・転棟患者が大多数を占めています。４月からの診療報酬改定で、これまでは包括（地域包括ケア病棟入院料）に含まれていた手術・麻酔の診療報酬が、出来高として認められるようになることから、地域包括ケア病棟は増えていくことが予測されます。

当院に求められる医療機能は、言うまでもなく高度急性期・急性期医療であり、地域包括ケア病棟を作る予定はありません。しかし〝施設に入所中である〟〝超高齢者である〟という理由で診療をお断りすることはできません。〝施設に入所中〟ということは、〝後方ベッドがある〟ということです。母のように入院するたびに改善し、また施設に帰ることができる高齢者も大勢いるのです。また一様に年齢制限をつけることもできません。歴年齢と生理的年齢は人により大きく異なります。仮に104歳の現役医師、聖路加国際病院理事長、日野原重明先生が入院医療を必要とするようになったとき、100歳以上の人は、地域包括ケア病棟を持つ病院に行ってください、と言えるでしょうか。平均在院日数が11日台に短縮し、ベッド稼働率が80％を切っている当院としては、施設入所中である・高齢者である、と言って診療を断っていたら、経営上も大きなマイナスです。しかし、だからと言って、施設からの入院要請に全例対応するわけにもいきません。仮に夜間、医師がいないところで施設の介護人さんからの入院要請に全例答えていたら、当院の急性期医療は成り立たなくなるでしょう。そういう観点から考えると〝医師からの要請には応じる〟というのが妥当なところではないでしょうか。施設の嘱託医や在宅診療医が、当院を搬送先・入院先として選択したのであれば、〝当院で加療をうければ改善するだろう〟との医師の判断であり、尊重する必要があります。

病病連携、病診連携は重要ですが、これからは「病・介護施設連携」が重要となります。当院でも今年度中に、介護施設に呼びかけ〝医療と介護を結ぶ勉強会（仮称）〟を立ち上げることにしております。積極的な御参画をお願いします。

地域医療連携

病診連携

紹介患者を増やすには、逆紹介を増やすことが重要です。医局会で毎回数字を出し、逆紹介を増やすようにお願いしました。徐々に浸透し、紹介率、逆紹介率ともに順調に上昇し、平成27年度の数字は地域医療支援病院の基準（紹介率50％以上、逆紹介率70％以上）を超え（図表６－33）、平成28年５月地域医療支援病院の承認を得ました。その後も紹介率、逆紹介率共に基準を超えています。逆紹介率の計算方法については知っておくべきことがあります。１人の患者さんが複数の開業医を受診している場合には、各開業医にそれぞれ紹介状を書くと、書いた枚数が分子になります。そういう仕組みを粘り強く医師に周知する必要があります。また新しく医師が赴任してきたときには、辞令交付後医事課職員が説明しています。平成27年度に逆紹介率が急上昇しているのは、仕組みが医師の間に浸透してきたためと考えています。

開業医が患者さんを紹介するときに最も重要視することは、信頼できる医療を安全に提供しているか、ということだと思います。そのうえで病院の医師と顔の見える関係を作り、信頼関係を構築できれば紹介患者は増えるでしょう。当院の医療については自信を持っていましたが、やっていることを積極的に紹介しているかというとそうとはいえませんでした。そのために創設したのが、「ＡＯＹＡＧＩメディ

図表6－33　紹介率・逆紹介率の推移（平成27年4月～平成28年3月）

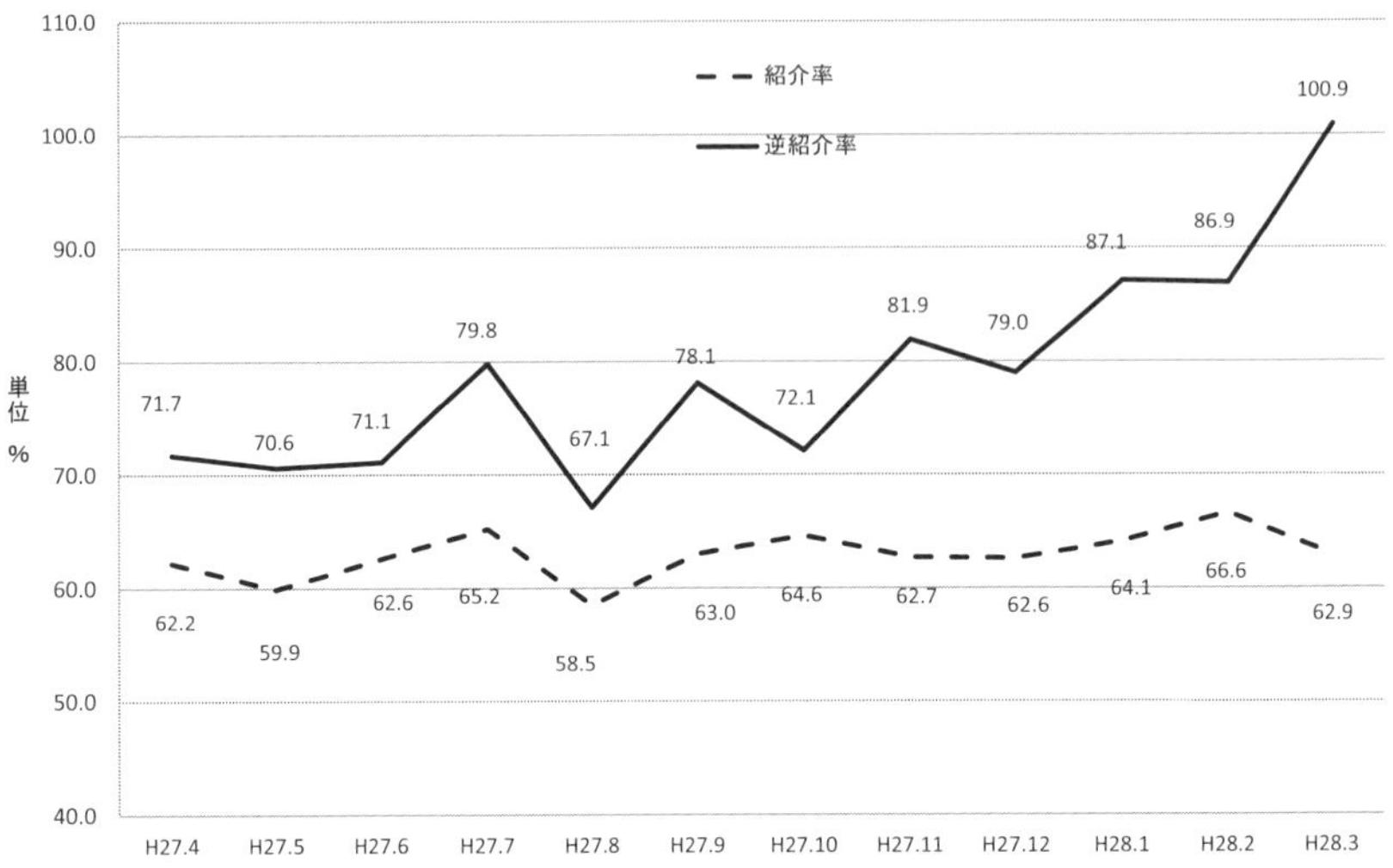

カルカンファレンス」です。

平成25年10月、第一診療部長、藤井俊司先生の発案で、ＡＯＹＡＧＩメディカルカンファレンスと名付けた紹介患者中心の症例検討会を立ち上げたのですが、当院は市内中心部より離れており集まりはよくありませんでした。平成26年9月より場所を新築なった市医師会館に移し年に10回の開催とし、第3回は私が担当しました。毎月各診療科に担当をお願いしていたのですが2～3年に1回しか回りません。協力医の先生方は自分の専門分野あるいは医療における普遍的なテーマだと参加してくれます。そこでＡＯＹＡＧＩカンファレンスに部会を設置し（図表6－34）、各部会が年に1回開催し懇親会もできるだけ開催するようにしました。平成29年3月までに計22回開催しています。

病診連携を進めるために、協力医ファイルの作成を開始しました。患者さんの紹介先を決定するうえで、また紹介状を持たないで来てしまった患者さん

図表6－34　AOYAGメディカルカンファレンスに設置した部会

	部会名	担当診療科
1	呼吸器、感染症部会	呼吸器内科、呼吸器外科、感染症科
2	循環器部会	循環器内科、心臓血管外科
3	糖代謝、内分泌、血液、腫瘍内科部会	糖尿病内分泌代謝科、血液内科、腫瘍内科
4	上部消化管部会	外科、消化器内科
5	下部消化管部会	外科、消化器内科
6	胆、肝、膵部会	外科、消化器内科
7	産婦人科、小児、乳腺部会	産婦人科、小児科、新生児科、小児外科、乳腺外科
8	脳神経、頭頸部、精神部会	脳神経外科、神経内科、頭頸部・耳鼻咽喉科、心療内科、精神科
9	泌尿器、整形、形成部会	泌尿器科、整形外科、形成外科、皮膚科
10	歯科口腔外科部会	歯科口腔外科

を診療所に誘導するために、完全紹介型とした神経内科（平成28年10月からは人員増に伴い完全紹介型を解消）、眼科、形成外科、心療内科から作成を始めました。また了解いただいた協力医の顔写真を病院入り口に掲載させてもらいました。これは山形市立病院済生館の追随です。同病院はすでに平成15年に地域医療支援病院の認定を得ており、ノウハウは大いに参考にさせていただきました。

退院支援・介護施設等との連携

在院日数の短縮の大きな要因は、地域医療部の医療相談支援センター退院支援担当職員の頑張りによります。新たな退院支援加算1を取得するために算定用件ぎりぎりの7（看護師2名、社会福祉士5（うち嘱託3））名を配属しましたが、退院支援加算1（600点、退院時1回）、介護支援連携指導料（400点、入院中2回まで算定可）算定件数は4月以降急増しています（図表6－35）。担当職員への負担が増加

図表6－35　退院支援加算1、介護支援連携指導料　算定件数（H28. 4～）

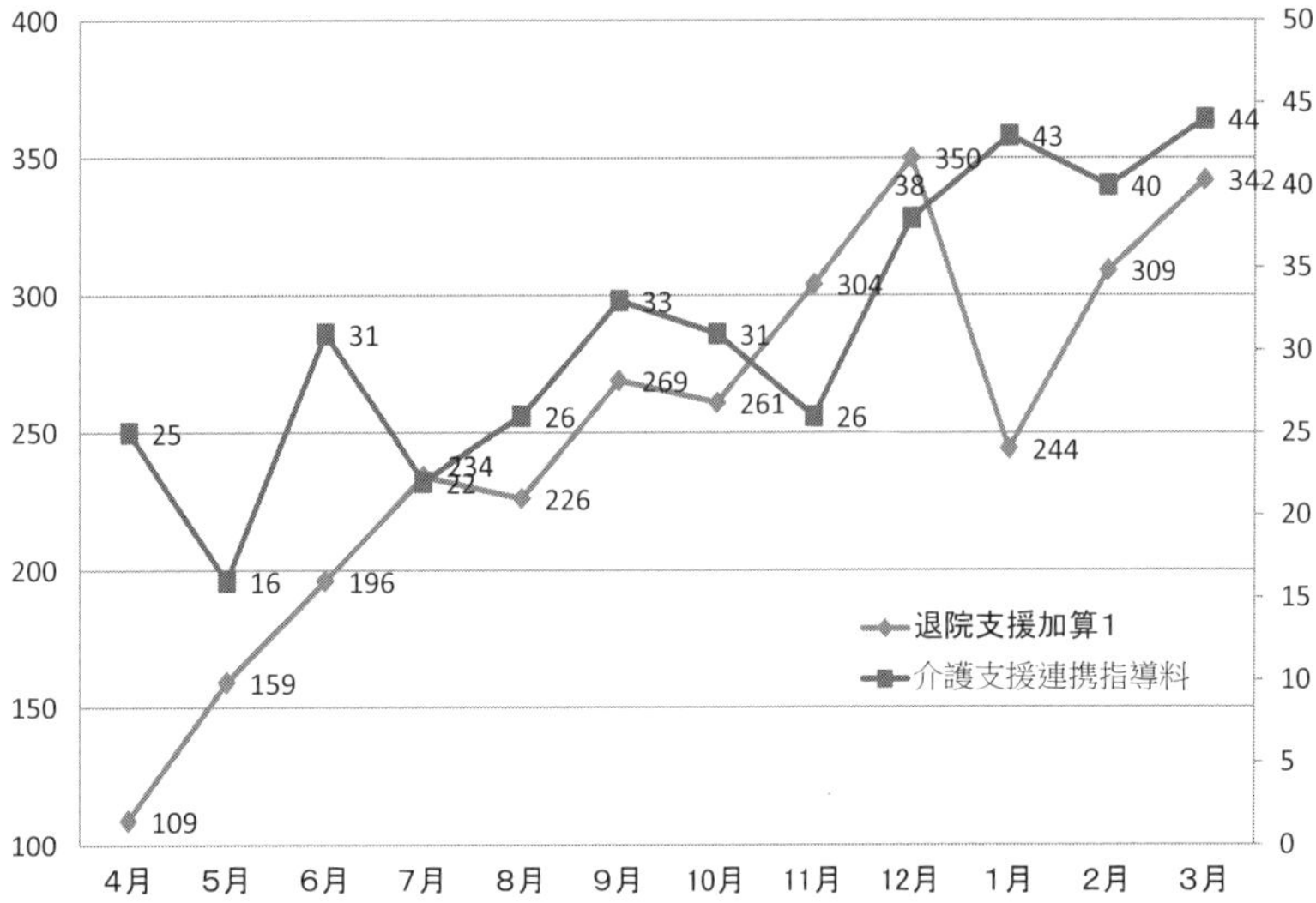

しており、早急な増員と近い将来の入退院支援センター（仮称）の創設が必要と考えています。

後方連携には病病連携、病診連携だけでなく、病・介護施設連携が重要です。私が院長になってからの基本姿勢は、「施設や年齢にかかわらず、医師からの受診・入院要請は断らない」というものです。前述したごとく山形県の人口は毎年約1万人減少しています。急性期病院とはいえ、施設入所中であることや高年齢を理由に受け入れを断っていたら、病院経営は成り立ちません。施設の医師が当院に入院を要請するのは、当院で治療してもらえば改善するとの見込みがあるからであり、回復後は帰せる後方施設が用意されているということでもあります。自宅から搬送されて来て、回復後に直ぐには自宅に帰れず、新たに受け入れ先の病院や施設を探さなければならない患者さんよりも課題は少ないのです。

介護施設との連携を強めるべく、平成28年2月、介護老人福祉施設、グループホーム、老人ホーム、

図表６－36　在宅医療・介護連携研修会

第1回　平成28年2月25日
「褥瘡の予防や処置について」
講師　皮膚・排泄ケア認定看護師
58か所から102名参加

第2回　平成28年7月13日
「実践してみよう！スキンケア」
講師　皮膚・排泄ケア認定看護師
33か所から61名参加

第3回　平成28年10月11日
「切れ目のないケアの継続に
有効な情報とは何か」
当院看護師とのグループワーク
46か所から76名参加

第４回　平成29年2月1日
「いのちに最後までよりそう」
講師　緩和ケア認定看護師　蜂谷博子
30か所から42名参加

小規模多機能型居宅介護等304か所との勉強会、「在宅医療・介護連携研修会」を立ち上げました。平成28年度末までに計４回開催しましたが、多くの参加者があり、特にグループ学習は好評でした（図表６－36）。介護施設からの評判は良く、県中が身近になったとの評価を受けております。今後も続けていきます。

第7章
県民に愛され親しまれる病院を目指して

かかりつけ医から当院を紹介されたときに、患者さんに抵抗なく受診していただくためには、当院が県民から信頼されていることが大事です。〝信頼〟は高度な医療を安全に提供していると評価してもらうことに尽きると思います。〝信頼〟に加え〝親しみ〟を持っていただく方策を考えました。

「あおやぎ祭り」の開催

毎月来てもらっているコンサルタント会社（主に値引き交渉）から、〝病院祭り〟をやっている病院があることを知らされました。

平成26年9月27日、事務局長・大石広助氏、次長・奥山　賢氏、田中　透総務主事とともに第3回日本海総合病院の病院祭り〝あきほ祭り〟を見学に行きました。これを参考にして、平成27年9月27日、第1回の病院祭り〝あおやぎ祭り〟を開催しました。

ドクターヘリ・DMAT救急車見学、手術シュミレーション体験、薬剤部の分包器見学、青空応援団実演、地元の千歳小学校のマーチングバンドや隣の山形県立保健医療大学学生による花笠踊りの公演、健康講話、救急蘇生の指導、模擬店、バザー等、1,000人以上が集まり大盛況でした。バルーンアートの前には子どもさんが列を作り、担当した職員は昼食をとる間もなく対応しました。青空応援団とは、当院の歯科口腔外科医長、井筒崇司医師が所属する仙台を拠点とする応援団です。ボランティアであちこちのイベントに参加し応援団の実演をしています。「どなたか応援してもらいたい人はいませんか？」の問いに、公演を見ていた1人の患者さんが手をあげました。「明日、大きな手術するんです」

と。応援団は「フレーフレー○○、頑張れ頑張れ○○」とエールを送ってくれました。後日、その患者さんは〝勇気をもらい無事に手術を受けることができた。〟とご意見箱に意見を寄せてくださいました。

平成28年9月25日、第2回〝あおやぎ祭り〟を開催、好天に恵まれ大盛況でした。私が嬉しいのは、職員が子どもさん達を連れてくることです。普段は仕事が忙しくて家庭サービスもままならぬ職員にとり、子どもさんと触れ合ういい機会になり、子どもさんにとっても、ふだん見られない親の職場を見学して当院に親近感を感じ、親御さんが当院に働いていることに誇りを持ってくれれば喜ばしいと思います。そして改めて感じたのは、運営に参加してくれた多くの職員の優秀さと熱意でした。あおやぎ祭りは、住民のためだけでなく、職員が1つになれた素晴らしいイベントだったと思います（図表7－1）。

健康講話の開催

前述のように、協力医向けにはＡＯＹＡＧＩメディカルカンファレンスと名付けた勉強会を開催してきたのですが、一般県民向けの講話は病院祭りや新聞社主催の健康フェアなどで開催するのみでした。平成28年度のアンケートの自由記載欄に、泌尿器科から定期的に県民向けの健康講話を開催してはどうか、との提案がありました。早速開催することとしましたが、当院の立地は郊外にあり、移動手段のない高齢者は集まりにくく、街中の公共施設、遊学館で開催することとしました。

1回目は平成28年11月5日（土）提案科である泌尿器科診療科長、沼畑健司先生が「前立腺がんのお話し」という題で講演し45名の参加でしたが、質問が多く出て盛会となりました。以後毎月1回開催

図表7－1　あおやぎ祭り（平成27年9月27日、平成28年9月25日）

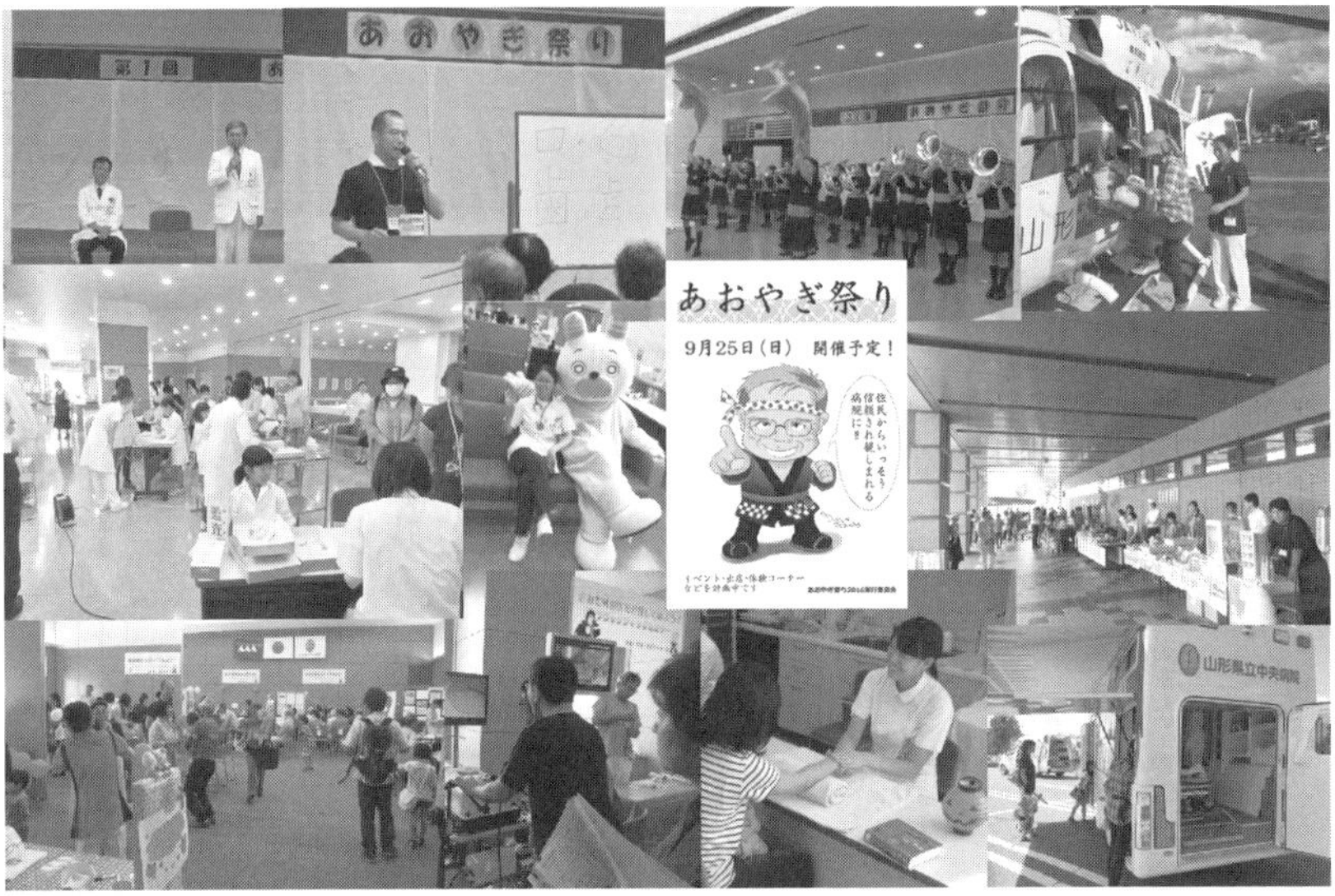
第1回
あおやぎ祭り
あおやぎ祭り
9月25日（日）　開催予定！
住民からいっそう信頼され親しまれる病院に！
イベント・出店・体験コーナーなどを計画中です
山形県立中央病院

図表7－2　県民向け健康講話

第**1**回　平成**28**年**11**月**5**日（土）
泌尿器科診療科長
沼畑健司先生
「前立腺がんのお話し」
43名参加

第**2**回　平成**28**年**12**月**17**日（土）
心臓血管外科
「血管の病気」
34名参加

第**3**回　平成**29**年**1**月**28**日（土）
消化器内科
「消化器のがんを知る」
72名参加

第**4**回　平成**29**年**2**月**18**日（土）
循環器内科
「心臓病のお話し」
79名参加

第**5**回　平成**29**年**3**月**25**日（土）
脳神経外科・神経内科
「脳卒中をもっと知ろう」
105名参加

（図表7－2）、市報に掲載してもらうなど周知方法を拡大し会ごとに参加者が増え、リピーターも出てきました。もっと早く始めても良かったと思っています。それにしてもアンケート回収から1か月を置かず会場を設定し、土曜日にもかかわらず毎回気持ちよく準備してくれる事務方には頭が下がります。

病院カレンダー・紹介本の発行

平成27年11月、書類の中に滋賀県立成人病センターのカレンダーが回ってきました。〝公立病院でもこんなことができるんだ。当院でも可能では？〟と思い事務方に相談すると、〝可能〟との見解でした。総務課、本間孝二氏が急遽取りかかり、3週間ほどで完成させてくれました。1、2月号の病院の理念に始まり、ハイブリッド手術室、ドクターヘリ、AOYAGIメディカルカンファレンス、花笠まつりパレード、お父さん、お母さんが働く病院を見てみよう、病院まつりなどの様子を載せ、病院食の紹介も写真付きで載せました。デザインが趣味の緩和医療科医長、沼田（その後結婚し、牧野）綾先生が積極的に関わってくれました。協力医に配布し、病院の売店でも販売しました。平成27年度版を購入してくれたある方が、平成28年度版も予約してくれました。

また平成29年1月、当院で提供している医療を一般県民に紹介する本、〝県民の健康と生命を支える安心と信頼の医療を提供するために「愛され、親しまれる病院を目指して」〟を発行しました。これは目標としてきた岩手県立中央病院、青森県立中央病院の追随です。県内の病院としては初めての試みとなります。出版社の厚意で全国流通本とすることができました。

1　県民の健康と生命を支える安心と信頼の医療を提供するために「愛され、親しまれる病院を目指して」山形県立中央病院、遊友出版、2017年1月

「あおやぎギャラリー」の開設

当院と同じく井上貴裕先生が経営コンサルタントをされている、武蔵野赤十字病院を見学させてもらったときに、地元写真愛好家が写真を展示するスペースがありました。当院の2階には長い廊下と広い壁があります。これを利用すれば、ギャラリーができると思い立ちました。「あおやぎギャラリー」と名付け、第1回は私と共通の趣味を持つ放射線科診療科長、江口真理子先生の旦那さん、江口陽一氏にお願いして天体写真展を開催しました。江口氏のご厚意で、病院に御寄附頂き院内に恒久的に飾っています。

第2回は地元の中学校から申し出があり、生徒の絵の展覧会をしました。以後2か月で新たな企画として継続しております（図表7－3）。山形大学理学部で行っているナスカの地上絵の展示の際には、特別講演もしていただきました。入院患者さんの中には孫さんの作品を見つけて喜んでいる方もおられます。

図表７－３　あおやぎギャラリー開催歴

【外部団体等】
H26.9.1～H26.10.31　天体写真　写真13点　山形大学医学部附属病院　江口洋一
H26.11.1～H26.12.6　山形七中美術展　絵画、工芸作品　372点　山形市立第七中学校
H26.12.16～H27.1.31　MOA美術館コレクション写真展　写真30点　すまいるクラブ
H27.2.7～H27.4.16　皆既日食写真展～黒い太陽を求めて　写真40　北村山天文愛好会
H27.4.17～H27.6.12　生け花作品写真展　写真35点　すまいるクラブ
H27.6.13～H27.7.25　世界遺産ナスカの地上絵展　パネル30点　山形大学人文学部坂井教授
H27.7.24　世界遺産ナスカの地上絵パネル展記念講演会　参加者80名
H27.7.28～H27.8.31　パステル画展　写真等58点　すまいるクラブ
H27.11.2～現在　はらぺこあおむし　貼り絵　1点　べにばな保育園
H27.12.7～H28.2.4　MOA美術展山形県児童作品写真展　写真40点　すまいるクラブ
H28.2.7～H28.3.6　色彩魚拓　写真等30点　色彩魚拓愛好会　拓秀会
H28.3.12～H28.5.14　山形七中美術展　絵画、工芸作品等300点　山形市立第七中学校
H28.5.20～H28.9.28　MOA美術館コレクション写真展　23点 すまいるクラブ
H28.9.30～H28.10.28 パステル画展　絵画　40点　mamaの色工房igune
H28.10.29～H28.11.19 しぜんのかおりの中で　風景画　16点　芳田政芳
H28.11.21～H29.1.6　MOA美術展山形県児童画作品展　絵画30点　すまいるクラブ
H29.1.6～H29. 2.11　　MOA美術館所蔵コレクション写真展　30点　すまいるクラブ
H29.2.12～3.31　色彩魚拓　作品展　30点　色彩魚拓愛好会　拓秀会＞

【病院独自企画】
H27.5.14～5.21　看護職員家族の作品　絵画、手紙等150点　看護部
H27.9.24～現在　我が家のペット自慢　写真パネル25点　総務課　大友施設係長
H27.12.25～現在　平成27年度災害対策訓練の模様　写真等4点　総務課　森居補佐
H28.5.11～5.20 看護の日にちなんでの絵と作文の展示　50点　看護部

積極的に講演会講師として参加

私の専門は循環器内科、とりわけ最もありふれた疾患である高血圧です。新聞社や自治体が企画する健康講話には積極的に講師として参加しました。講演の際には必ず持ち帰り資料を付けました。院長としての私にも親しみを持っていただくことが、ひいては病院への親しみに通じると思ったのでした。

接遇研修会・講演会の開催

病院にいい印象を持っていただくためには、〝接遇〟が重要です。毎年業者に依頼していた接遇研修会がマンネリ化していると感じ、テーマパークの担当者に講演してもらったりしたのですがしっくりきませんでした。院長になってから、ご意見箱に全部目を通すようになり、２年間で８回もの感謝のご意

見が寄せられている職員（正確にはニチイ学館委託職員、小笠原美好さん）がいることに気づきました。私から見ても彼女の接遇は素晴らしいのです（銷夏随筆「Oスマイル」参照）。ご意見箱の内容を検討することで、良い接遇とは何か迫れるのではないか、と考えました。200通以上の接遇に関するご意見を分析するのは大変でしたが、院長自ら講師となり、平成27年6月「ご意見箱と自分の経験から考える良い接遇」と題し、若い頃の自分の失敗談も交え接遇講演会を開催しました。過去最高の193名（残念ながら医師は9名）の参加がありました。

ご意見の内容は、医師に対しても、看護師に対しても、感謝・苦情共に、診療内容に関わるものよりも、〝態度〟に対するものが多く、医師には〝説明の分かりやすさ〟に対するものも多く寄せられました。患者さん、家族にとり、病院の価値は、〝どう診療されたか〟ではなく、〝どう扱われたか〟が重要であると認識させられました。平成28年6月、盛岡市で開催された第66回日本病院学会で発表の機会を得ました。

職員に好評で、片桐看護部長からの要請で平成28年度も講師を引き受けました（11月22日開催、118名参加、うち医師7名）。本年度の講演会では、平成27年度に7通と最も多くの感謝のご意見が寄せられた7階東病棟（佐藤喜美子師長）を表彰したのでした（「〝ご意見箱（平成27年度）と自分の体験から考える〝よい接遇〟とは」笑顔　第37号　院長室から参照）。

接遇講演会を開催したからといって、接遇が急によくなるものではないと思います。良い接遇とは結局は、患者さんや家族に対する〝思いやり〟から来るものであり、〝思いやり〟の心は教えようとして教えられるものではないと考えるからです。それでも院長自らが、接遇講演会の講師となることは、自院の接遇をよりよくしたいという職員に資する院長の強いメッセージとなるのではないでしょうか。

医療事故が生じた場合、患者さんや家族が、過誤と判断し、訴訟に至るか否かは、紙一重のところがあります。対応する職員の態度、言葉使い１つが左右することもあります。患者さんや家族からのクレームには、平成26年度からは、社会福祉士でもある布川智氏が医療連携・相談室長として対応していますが、精神的負担はかなりなものです。事務方やＧＳＭの努力で、医療者側がどれだけ助けられているか、当の医療者の理解が不十分と感じ、平成25年７月１日、佐久間医事相談課長に、「クレーム対応」と題して医療安全全体研修会で講演してもらったのでした。210名と多数の職員が参加したのですが、残念ながら医師の参加者はわずかに12名でした。医師の中には、極めて少数ながら理不尽なことで看護職や事務職に文句を言う人がいますが、クレーム対応・医療安全における、仕事ぶりを知れば、そうしたことはなくなると思います。

（日本病院会雑誌　銷夏随筆　２０１５年７月号）

山形県立中央病院院長　後藤敏和

Ｏスマイル

ご意見箱に２年間に８通もの感謝の投書が寄せられた職員（正確には大手医療事務委託会社の職員）がいます。採血室受付のＯさんです。そのうちから１つを紹介します。〝いつも採尿でお世話になっている窓口で、受付にいらっしゃるOさんがどんな時でも笑顔でやさしく嫌な顔など一切無く、本当に本当に嬉しくなります。不安な気持ちがふき飛びます。ありがとうございます。〝キーワードは〝笑顔〟、とにかく笑顔が素晴らしいのです。

私が血液検査を受けたときのことです。検査の順番は受付時の番号制です。採血の順番が来て、OさんがPHSで呼んでくれたのですが、急に別用が入り検査室に行ったのは30分ばかり過ぎてからでした。私の番号よりずいぶん進んだ番号のたくさんの患者さんが中待合室で待っていました。小笠原さんは空いたばかりの採血ブースに入るように促してくれました。遅れてきたので、私の番号は表示されないままブースに入りました。小笠原さんがそっと来て、ブースの検査技師に何か言いました。その後、ブースに私の番号、今待っている患者さんたちよりは随分若い私の番号が表示されました。白衣を着た医者（私）が他の患者さんを差し置いて採血してもらっているのではない、ということを他の患者さんに分かってもらうための指示でした。Oさんの笑顔は、単なる作り笑いではなく、きめ細かい気配りから来ていることを理解しました。私の患者さんでも、「採血後診察」の指示で検査室に行ったものの私がオーダーを入れ忘れていた、ということがままあります。小笠原さんは、忙しく外来をこなしている医師（私）の状況を察して、丁寧にオーダー入力を依頼してくれます。待たされてイライラしている患者さんには、医師（私）の代わりに丁寧にお詫びをして、笑顔で応対してくれています。

Oさんは当院に勤めて20年、年は50そこそこ、採血室の受付業務は14年目、Oさんはどうしてこんなにいい笑顔でいられるのでしょうか。残念ながら、接遇研修会を何度受けても、まねの出来るものではないと思います。育ち方に始まり、これまでの人生が凝縮された結果の〝笑顔〟だと思います。

院長になった私に、患者さんのひとりが毎回の受診時に〝Oさんを表彰して〟というので、これはいい考えだと、嘱託職員の定時ミーティングの折、ささやかながら副賞のシクラメンの花を添え感謝状を贈呈したのでした。「患者さんは、誰が正職員で誰が嘱託職員かなんて分かりません。病院で働いている人は皆〝病院の人〟だと思っています。患者さんといち早く接する皆さんの笑顔が、不安を抱えて病院にやってくる患者さんにどれだけ安心感を与えているか分かりません。お手本がOさんです。患者さんへの応対の素晴らしさ、そして笑顔は見ているだけで医療従事者の私たちも癒されます。〝Oスマイル〟を院内に広めたいものです。」

毎年業者に委託している接遇講演会が、少々マンネリ化したこともあり、6月10日開催の今年の接遇講演会は、院長の私自らが講師となりました。Oさんのこと、ご意見箱の内容、私の失敗談を含めお話ししました。過去最高の193名の職員が参加してくれました。参加者アンケートの結果を半ば期待し、半ば不安に思いながら待っているところです。

＊　＊

〝ご意見箱（平成27年度）〟と自分の体験から考える〝よい接遇〟

（院内報・笑顔　第37号　院長室から　２０１６年12月）

院長　後藤敏和

ご意見箱にすべて目を通す立場となり、２年間に８回もの感謝のご意見が寄せられている職員がいることに気がつきました。[1] 業者に依頼している接遇講演会が、少々マンネリ化していると感じ、平成27年6月10日、院長自ら講師となり、ご意見箱に寄せられたご意見と自分の体験をもとに、接遇講演会を開催したのでした。過去最高の193名の職員が集まったものの医師の参加はわずかに9名でした。[2] 看護部から今年度もやってくれるように依頼され、11月22日開催予定です。以下は講演の要旨です。

平成27年度、寄せられた部門別のご意見を図1に示します。病院全体で感謝100（32・3%）、苦情135（43・5%）件、平成25年度以降、感謝のご意見の割合が増えてきています。医師には、感謝41（59・4%）、苦情22（31・9%）件、看護部に対しては感謝37（43・5%）、苦情43（50・6%）、件でした。看護部では、平成24年度以降感謝の割合が増え、苦情については個人に対する意見が減り、平成24年度は25件もありましたが、平成27年度は2件のみとなりました。医師に対するご意見では、診療内容に関してよりも、態度に関するものが多く、そのほか、傾聴・説明に関するものが多く寄せられました（表1）。待ち時間が長い、という苦情も多く寄せられましたが、病院全体で取り組む必要があります。感謝のご意見が多かった診療科は、小児科8、産婦人科、循環器内科5、外科4件で、個人では産婦人科、斎藤彰治先生に3、斎藤彩先生、小児科、三浦啓暢・小野田正志、循環器内科、渡部賢先生にそれぞれ2件寄せられていました。苦情は特定の医師に偏る傾向がありました。

看護部についても、感謝・苦情とも看護の内容についてよりも態度に関するものが多く（表2）、声がけや手を握ってもらったなどというスキンシップに関する感謝も多く寄せられました。部署別の感謝のご意見は7東（7）、4西（5）、外来（4）、4東（+MFICU）（4件）に多く寄せられていました。感謝に関するキーワードは、やさしい、親切、ていねい、気配り、笑顔・にこやか、明るい、などで

図1　平成27年度ご意見箱の部門別内訳

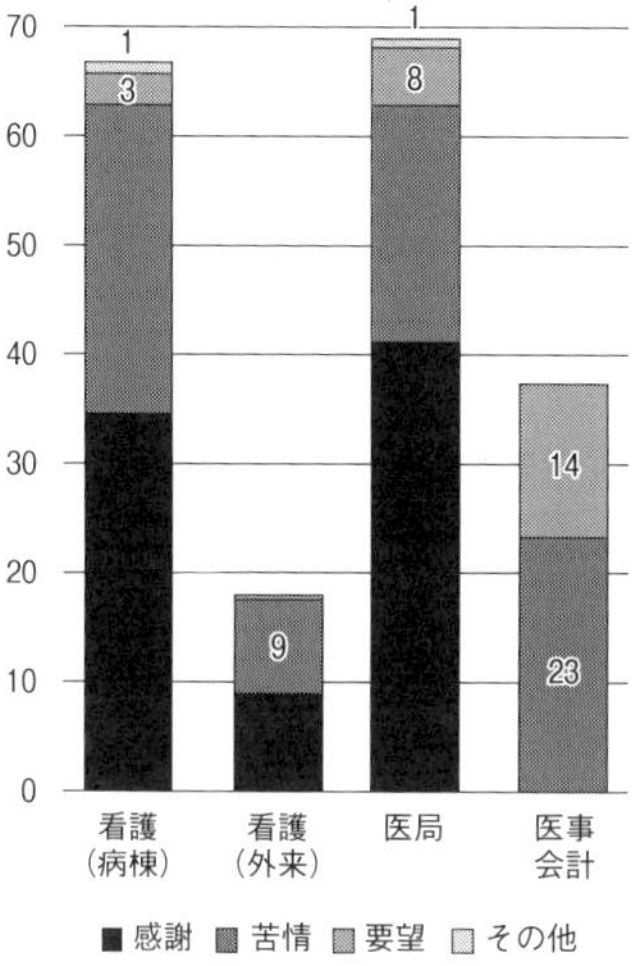

表1　医師へのご意見の内容

感謝		苦情	
・態度	20	・態度	14
・診療内容	9	・聞きずらい（傾聴せず）	8
・説明	8	・説明	3
・傾聴	3	・診療内容	4
・声がけ	2	・不明	1
・不明・分類不能	16	参考：待ち時間長い	14

した（表3）。

人が他人から受け取る情報の割合は、話す言葉の内容は7%のみで、顔の表情や声の質（高低、大きさ、テンポ）、つまり非言語情報の割合が多いと言われています。同じことを言ったり行ったりするのでも、受ける側の印象には、表情や態度が重要であると言えるでしょう。作家の遠藤周作は、1980年代半ば、自身の入院体験から

表２　看護師へのご意見の内容

感謝		苦情	
・態度	28	・態度	15
・看護内容	10	・聞きずらい（傾聴せず）	4
・説明	2	・説明	3
・傾聴	3	・看護内容	9
・声がけ（スキンシップ）	7	・身だしなみ	1
・不明・分類不能	19	・不明	4

表３　感謝のご意見のキーワード（平成27年度）

	看護師	医師	計
やさしい	13	7	20
親切	10	7	17
丁寧	3	5	8
気配り	4	1	5
笑顔・にこやか	3	1	4
明るさ	2	2	4

「心あたたかな医療」運動を展開し、患者にとって病院で重要なことは、どう治療されたかではなく、〝どう扱われたか〟である、と主張しました。

良くなって退院された患者さんや家族から、感謝のご意見が届くのは当たり前かもしれません。不幸にしてお亡くなりになった患者さんのご家族から感謝のご意見が寄せられるようであれば、良い接遇をしている、と言えるでしょう。最後に末期がんでお亡くなりになった患者さんの御家族から寄せられた感謝のご意見を紹介いたします。

〝三年ほど前になりますが、父が末期のがんで入院しておりました。その際にお世話になった岸看護師さん、岸さんのおかげで父は大変幸せな最後を迎えることができました。心より心より御礼を申し上げます。ありがとうございました。忘れることはありません。（泌尿器科）〟

1　採血室受付を担当しておられた、医療事務委託会社ニチイ学館職員、小笠原美好さんです。とにかく笑顔と気配りが素晴らしかったのです。残念ながら、小笠原さんはお身内の介護をするために、平成28年5月をもって退職されました。詳しくは笑顔２０１３年12月号を御参照下さい。

2　要旨は平成28年6月23日、盛岡市で開催された第66回日本病院学会で発表した。

第8章

職員やその家族が当院で働くことに誇りを持ってもらうために

職員の子どもさんを対象にした病院見学会

山形県は医師、看護師はもちろん、病院薬剤師、MEなど慢性的な医療者不足にあります。参加したあるセミナーで、高知の近森病院で病院職員の子どもさんを対象に、病院見学会を開催していることを知りました。平成26年12月25日、第1回、病院見学会「お父さん、お母さんが働く病院を見てみよう」を開催しました。参加者（保護者を除く）は13名、院長の名刺を渡すことから始まり、病院紹介用パワーポイントには、参加する子どもさんのお母さんや、お父さんがさりげなく映っているように工夫しました。ドクターヘリ見学、手術シミュレーター体験、薬局では分包器見学、NICU・GCUで赤ちゃん見学など（図表8－1）、どの子供さんも目を輝かせて参加していました。副院長、薬局長、臨床検査技師長等管理職も進んで子どもさんの相手になってくれました（図表8－2「第3回病院見学会笑顔　第34号　2016年3月号参照）。子どもさんには院長のポケットマネーでお土産を用意しましたが、担当の若い主事のT氏がトミカのミニカーのドクターヘリを見つけてきて、良いお土産となりました。第2回目からは予算がつきました。付き添いのご家族からも好評で、毎年、夏休みと冬休みに開催し平成28年12月に第5回を開催しました（図表8－1）。付き添いとして、職員である親御さんが来ることがありましたが、子どもさんと一緒に自院を見学して、初めて見たり知ったりしたことがあった、と職員にとっても良かったようです。

見学者の子どもさんの中から、両親が当院に働いていることに誇りに思い、将来当院あるいは山形県

図表８－１　職員の子どもさん向けの病院見学会

第1回	平成26年12月25日	18名（子どもさん13名）参加
第2回	平成27年8月3日	30名（子どもさん25名）参加
第3回	平成27年12月25日	21名（子どもさん16名）参加
第4回	平成28年8月2日	21名（子どもさん13名）参加
第5回	平成28年12月27日	14名（子どもさん9名）参加

内容
① オリエンテーション
② 薬剤部見学
③ 手術シミュレーター体験
④ 赤ちゃん見学
⑤ 中央検査部見学
⑥ ドクターヘリ見学
⑦ 院長への質問、記念撮影

で働いてくれる医療従事者になってくれる人が出てくることを期待しています。この見学会の成功を、病院祭り〝あおやぎ祭り〟の開催に繋げたのでした。

花笠愛好会

私が初期研修医だった昭和51年以前から、当院職員は「県庁花笠愛好会」の中で参加しており、県立中央病院としての独立した参加は認めてもらえませんでした。長年の努力の甲斐あり、というよりも理解ある行政職が赴任してくれたおかげで、平成９年から「山形県立中央病院　花笠愛好会」として独立して参加できるようになりました。私が会長になり、正式職員のほか、委託職員や売店、スターバックス等病院で働く人たちの親睦の機会となっています。１年目研修医の必修科目とし、山形に慣れ親しんでもらうのにも一役買っております。私の母は、花笠おどり発祥の地、尾花沢生まれ、毎年８月５日の暑い夜、私の体を流れる

図表８－２　「第３回病院見学会（院内報・笑顔　34号　2016年３月）」

第３回病院見学会

「お父さん・お母さんが働く病院を見てみよう」を終えて

昨年12月25日に第３回病院見学会を行いました。今回は、小学校２年生から高校１年生までのお子さん16名から参加をしていただき、「手術シミュレーター体験」「病院食の試食」「NICU/GCU・検査部・薬剤部・ドクターヘリの見学」などを行いました。

終了後に参加したお子さんから感想をいただきましたので、どうぞご覧ください。

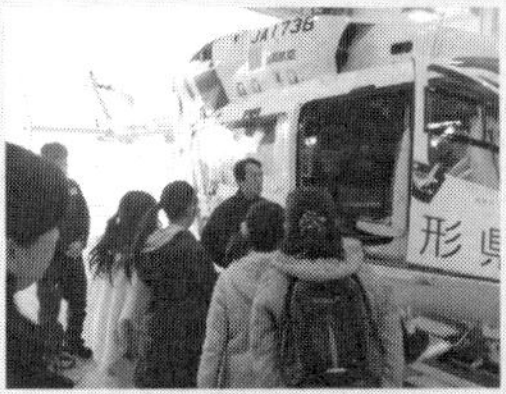

私は、初めて病院の見学をしました。ふだんできないようなことや、ドクターヘリを見たり、赤ちゃんを見てみたりと、いろんなことを体験してとても楽しかったです。また見学会があったら、ナースステーションに行ったり、手術で使う道具を見たりしたいです。

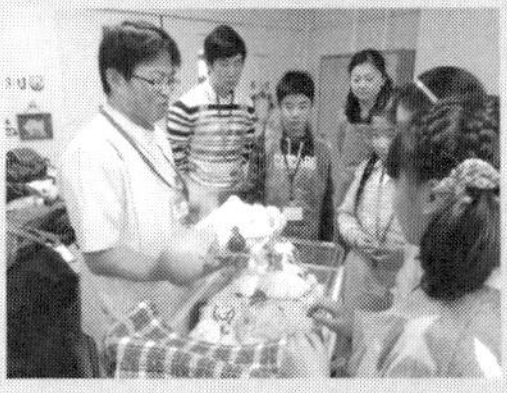

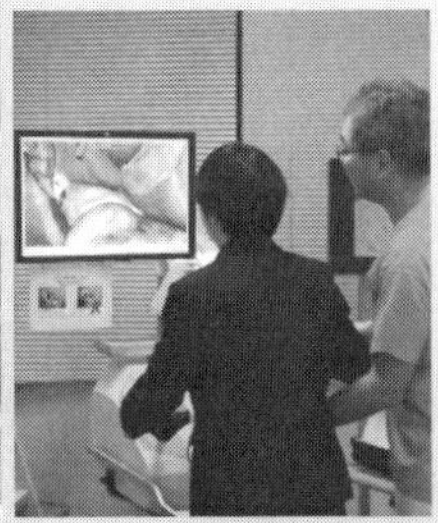

ドクターヘリが大きくてかっこよかったです。
おみやげにもらったトミカのドクターヘリをかざっています。
しゅじゅつのれんしゅうをするきかいは扱いが難しかったです。
おかあさんのはたらいているところはすごいなと思いました。

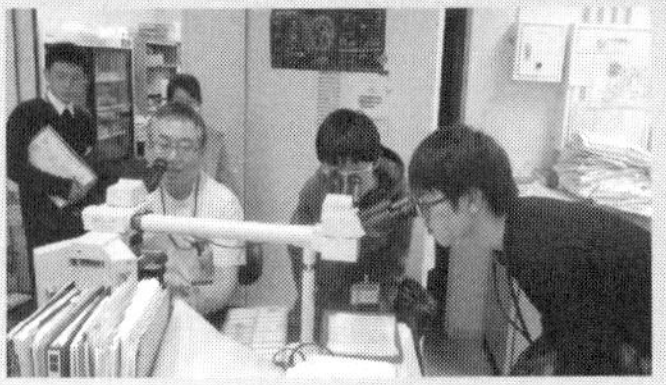

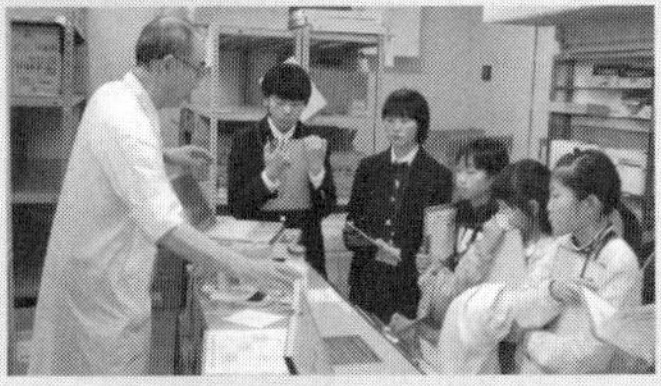

いつもは見られない病院の中を見て、体験して初めて楽しくてあっというまだった。病院には自分の知らないいろんな仕事があるんだと知った。いろんなジャンルの仕事が集まって１人の患者をたすけるんだとわかった。

手術をするときには、メスで切って自分の手で操作するものだと思っていたが、腹腔鏡等を使って手術する場合もあるということが分かった。
今日の見学会に参加して少し医療関係の仕事に興味が出たのでよかった。

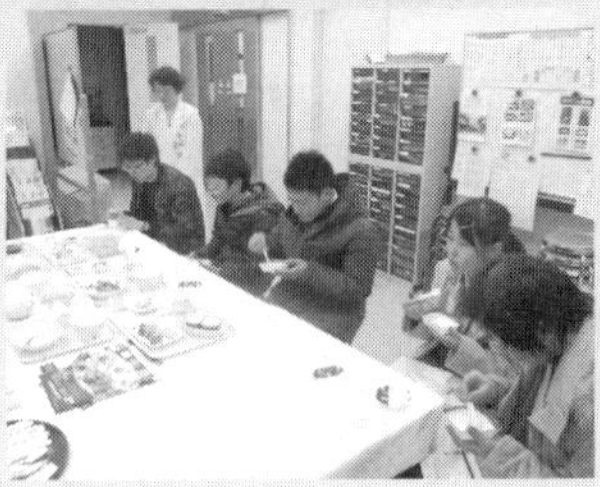

2016.3 ●笑顔　5

雪国の百姓の血が燃え滾り、先頭に立ち踊ってきました。

『花笠祭り』パレード参加に寄せて

（院内報・笑顔　第32号　院長室から　２０１５年９月）

県立中央病院　花笠愛好会会長・院長　後藤敏和

今年も8月5日、総勢107名で、花笠祭りのパレードに参加してきました。当院が花笠祭りパレードに参加するようになったのは、１９７６（昭和51）年以前にさかのぼります。同年、研修医として当院に勤務したばかりの私は、県庁花笠愛好会の一員として研修医仲間と共にパレードに参加しました。県庁花笠愛好会のきれいどころは、ほとんどが当院の新採の看護婦さん達でした。パレード参加前に、桜町にあった旧病院の向かいの山形美術館前の広場で患者さん向けに踊りを披露していました。動ける患者さんは広場まで下りてきて、動けない患者さんは病室の窓から顔を出して応援してくれたものです。

〝他病院のように独立して、『県立中央病院』として参加したいものだ〟と願っていたのですが、１９９６（平成8）年度次長を務められた遠藤克二さん（後に病院事業局長、健康福祉部長）の尽力で１９９７（平成9）年から独立して参加できることになり、衣装も新調することができました。私が『県立中央病院　花笠愛好会』の会長となり、以来、毎年8月5日、パレードに参加しております。

今年は練習回数が4回しかなかったのですが、練習初日から参加者数が多く、パレードには当院職員の他、ボランティア、売店、ニチイ学館、スターバックス、子供さん達、総勢107名と過去最高の参加者

平成28年８月５日パレード終了後、文翔館前で

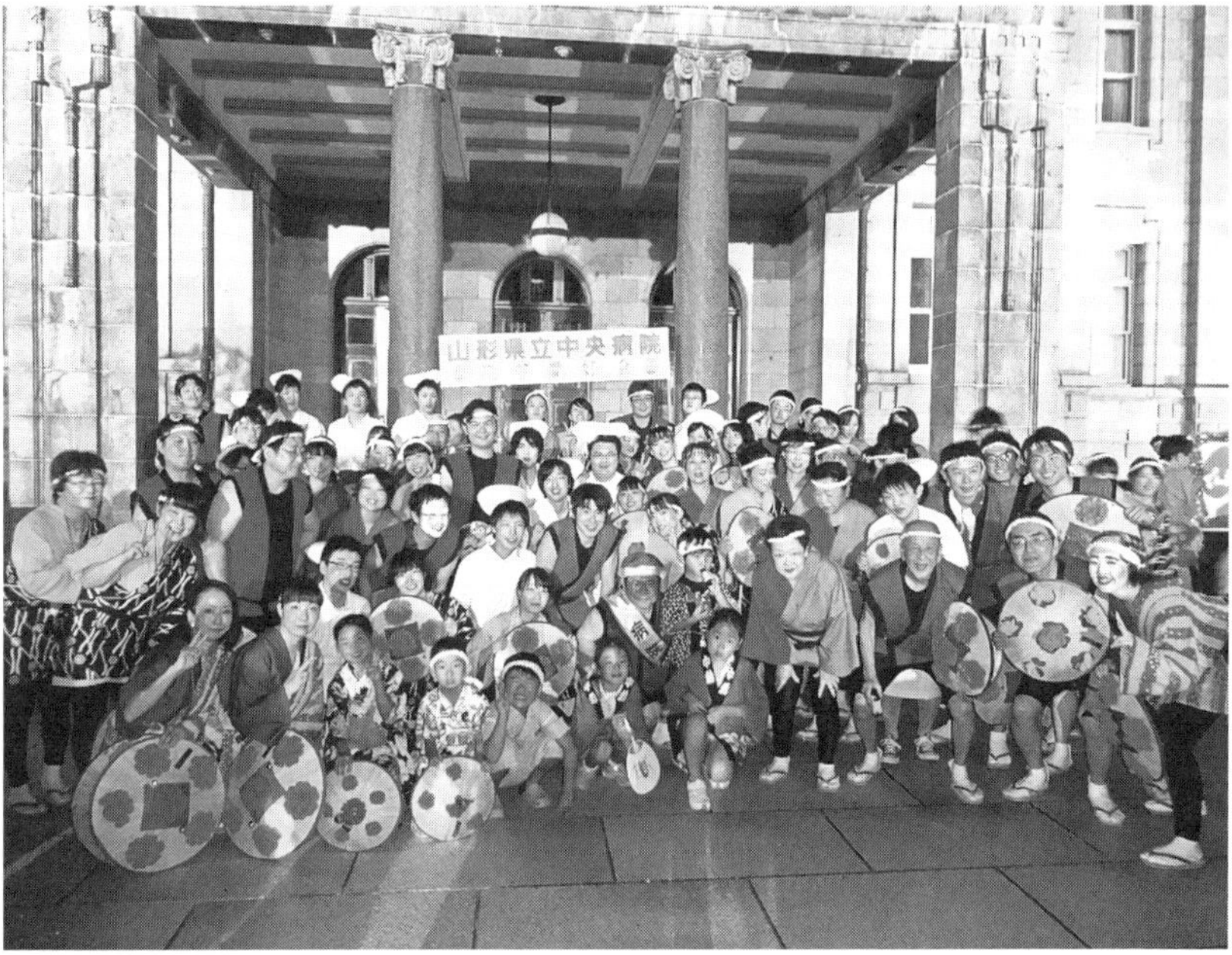

数でした。私は、看護師さん姿に女装した、決して美人とは言えない研修医2人が持つ『県立中央病院花笠愛好会』のプラカードに続き、小学校高学年の『ミス花笠』を凌ぐ可愛い女の子3人と並んで踊ることができました。熱く楽しく幸せな小1時間でした。

運営は村山総合支庁からの補助と皆様からの寄付で賄っております。医局、看護部長室、売店、スターバックス、花屋さん、食堂等、御賛同いただいた皆様に厚く御礼申し上げます。

また本年まで、20年以上にわたり、ボランティアで踊りの指導をして頂きました若柳香栄（栗田栄子）さん、若柳香輔（松浦栄子、当院看護師OB）さんに、ささやかながら感謝状を贈呈いたしました。

来年も、県立中央病院で働く職種を越えた多くの皆さんが、パレードに参加してくれることを願っております。私も再び可愛い子どもたちと一緒に踊れることを楽しみにしています。

バドミントン愛好会

研修医時代には職専免となる県職員の親睦体育大会があり、野球、卓球、バレーボール、バドミントン等の競技がありました。私は現在の片桐看護部長、7階東病棟師長・佐藤喜美子さん、外来主任看護師・蘓武友美さん、栄養管理室技能長・芳賀和敏君らとバドミントン競技で頑張りました。東南村山の大会では優勝することもありましたが、県大会ではいつも本庁に負けました。当時は霞城公園内にあった県体育館で毎週練習会がありましたが、青柳に移ってからは途絶えてしまいました。院長になってから、後藤杯バドミントン大会を年に2回開催し親睦を深めてきました。在任中の最後の大会となった平成29年3月11日には職員の子どもさんを含め、40数名が参加し、ダブルス1チーム2人では賄いきれず3人としました。夜の懇親会には50数名参加し職種を越えた親睦の場となっています。

バドミントン愛好会は任意団体であり、名誉院長の称号をいただいた私は、退職後も参加したいと思っています。

第9章
さまざまな思い

労働組合

当院は昭和38年の開院当初から、労働組合の委員長は医師が勤めています。当時は管理職を除きほとんどの医者が組合に入っていました。労働組合の委員長が医者だということは、管理者、組合、双方に利点があったのです。管理者にとっては、〝委員長が医者であれば、組合もそう度を越したことはやらないだろう、活動家が扇横しようとしても抑止力になってくれるだろう〟との期待があり、組合側としても〝委員長が医者であれば、責任者として処分を食らってもそうたいしたものにならないだろう〟との目算があったのです。実際、1960年代後半から70年代にかけて、看護婦さんの夜勤体制を巡り、激しい組合運動が行われていました。いわゆる二・八（にっぱち）闘争[1]です。ストライキも行われ、当時委員長を勤めた医師は処分を食らったのでした（もちろん大した処分ではありませんでしたが）。

私も昭和60（1985）年に赴任したとき、医局事務職員の女性職員Aさんに「先生、組合入ってね」と言われ、当然のごとく組合に入りました。Aさんは病院の掃除婦として臨時で雇われていたのですが、仕事ぶりが認められ正式に医局事務員という現業職員として県職員に採用された働き者でした（『花城病院ものがたり』「先生、組合入ってね！」）。

組合の委員長は1年交代でしたが、気軽に組合に入ったはいいものの、赴任6年目の平成3（1991）年、私にも白羽の矢が回ってきました。今だから言えますが、循環器内科の直属の上司である当時の院長の要請もあったのです。引き受ける代わりに、看護学校の講義など診療外の業務から外してもらいました。統一地方選挙の年で、慣例に従い市会議員候補者（5期連続当選中の佐藤 稔氏）の選対本部長となり、出陣式や応援演説会で応援演説をしました。初めての経験であり、演説では前の人が何を言うのかよく聞いておいて似たようなことを真似してお話ししました。実は佐藤 稔氏の地盤を私の従妹の旦那である自民党市議、阿部喜之助氏が分け合っておりました。はじめの顔合わせのときに、「私は喜之助さんの奥さんと従妹同士なのですが、今回は立場上、稔さんを応援させていただきます」と宣言したのでした。さらにこの年の県議会選挙に自治労が初めて組織内候補者（前田利一氏）を立てていました。演説会場や激励会に駆り出され忙しい思いをしました。ある夜、娘をふろに入れているときに、玄関のチャイムが鳴りその瞬間、ブレーカーが落ち、急に暗くなった風呂場で、娘がわんわん泣き出しました。家内が玄関に行くと電報配達でした。〝明日の前田氏の出陣式には、忘れずに出席するように〟との内容でした。

組合を実際に牛耳っているのは、書記長でこれも1年交代でした。私のときの書記長はKさんというう放射線技師でしたが、私が心臓カテーテル検査の術者となるときに放射線業務を担当したり、バドミントン愛好会の監督もしており、私とはバドミントンを楽しむ中で気心を知る間柄でした。彼の言うがままに動けばよく、特に困ったことはありませんでした。彼は中庸を得た人で、〝ストライキは処分を食らうのでしない〟という方針でした。Kさんによれば、県立病院から医者が来て、選挙の応援演説をして行ったというだけでステータスが上がるのだそうです。統一地方選挙も終わりに近づいたころ、Kさんに言われました。「先生、演説うまくなったな」と。私は高校時代は弁論部に所属して、弁論大会などで熱弁をふるっていたことがあるのですが、選挙の応援演説は独特で事務所にはいつも殺気立った雰囲気が立ち込めていました。

佐藤氏も前田氏も幸い当選したのでしたが、佐藤氏の娘さんの結婚式には私も招待されたのでした。余談ですが、私の父は小学校教員でした。教育事務所長などを勤め教員組合と対峙する立場でした。息子が組合の委員長になったと聞いて、早朝集会（処分を食らわないように、就業時間に食い込む時間が15分を超えないように開催されていました）をそっと見に来ていました。後で父から「組合活動なんてあんまり首突っ込むなよ」と言われましたが、「大友院長の要請だ」と言って安心させました。

年に1回、県立4病院（中央、新庄、河北、鶴岡）が一緒になって県庁で人事課長交渉をやる機会があり、私はハチマキを絞めて最前列の真ん中に陣取るのですが、いつも睡眠不足ですぐに寝てしまい、後ろから活動家が放った怒鳴り声で、はっと目を覚ますという具合でした。相手方の人事課には中学、高校の先輩もいて、顔色一つ変えずにおられましたが、俺が寝ているのを見てるだろうな、などと複雑な心境でした。

組合は現在よりも大きな力を持っていました。年に1回組合旅行というのがありましたが、ほとんどの家庭がマイカーを持っており参加者が減っていました。家族旅行では行きにくいところへ行こうという話になり、尾瀬に行くことにしました。希望者が多く、はみでる人もいて翌年も尾瀬に行きました。

1年間の組合委員長としての経験は、現業職と親しくなるいい機会で、その後、大いに役に立ちました。院長には毎年秋に組合交渉があります。院長初年度は、組合の要求、質問に答えるのが主でしたが、けっして怒らないように心がけました。しかし2年目から組合交渉は、病院の現状を理解してもらう良い機会だと捉え、こちらから資料を提示し、経営状況を説明し協力を求めました。平成28年度も10月5

日に開催、冒頭で、言葉さえ知らない若い組合員に、〝にっぱち闘争〟の時代にも触れながら、かつて委員長を勤めた経験を披露、その後も管理職になるまで組合員であり、組合費も車1台分買えるくらい払ってきたことなどを含めて挨拶をしました。比較引用するのが、岩手県立中央病院のデータです。病床数は岩手の方が多いにもかかわらず、看護師の数は当院の方が多いこと、看護師給与が当院の方が9億円多いこと、しかし薬剤師数は当院の方が10名少なく他のパラメディカルも当院では少ないことなど提示しています。今年の交渉は4時間に及びましたが、1時間の院長講話では語り尽くせない多くのことを理解してもらう良い機会となりました。

目指すものは同じ、県民に対する良い医療の提供と、職員とその家族の健康と幸せです。今後も組合活動の健全な発展を願っております。

1　二・八（にっぱち）闘争：1968年新潟県立病院に始まった看護婦の夜勤制限に関する全国的な労働運動。夜勤は2人以上で、月に8回以内を要求し、認められた。

産業医として

平成18年管理職（救命救急センター副所長）になったときから法律が変わり、院長が産業医を兼務できなくなりました。長時間労働者への産業医の指導・面接も義務化されました。当時資格を持っている副院長は私1人で、産業医を委嘱されました。法律に則り、指導書の様式、院長報告書の様式を作成しました。産業医は院長になるまでの7年間勤めましたが、面接を行った職員は数人でした。私と面接しても解決にはならないのですが、傾聴したことが少しは役に立ったかもしれません。作成した様式は、次の産業医をお願いした佐藤　徹先生、間中英夫先生に受け継ぎ現在も使われています。

副院長の最終年に、労働衛生コンサルタント（保健衛生）の試験を受験しました。産業医のほか、災害対策委員長、医療安全部長の経験を評価していただいてか、合格することができたのでした。

薬事委員会

管理職になる前から会議の多さには閉口していました。部長になる前に3つの部（教育研修部、医学資料部、第一診療部）の副部長を兼務しており、会議の中には〝今日は何のために集まり、何が決まったんだろう？〟と時間の浪費をもったいなく感じるものもありました。平成18年に管理職となり、せめて自分が担当する会議だけは実のあるものにしようと思いました。薬事委員会もその1つです。以下、平成23年山形県立中央病院新築移転10周年記念誌「薬事委員会」より抜粋します。

薬事委員会　薬事委員長　後藤敏和、薬局長　押切　緑

薬事委員会の第一の任務は公正な薬剤の採用です。旧病院時代から、年に6回、奇数月の第一水曜日に開催してきました。副院長を委員長として、薬局長・副薬局長、副看護部長、各診療科代表医師（薬事委員）21名、運営管理主幹、等を構成委員として合計29名で構成されていました。審議

事項は、薬剤の本採用、仮採用の審議が主なもので、約1時間半を要していました。しかし各診療科からの採用申請薬について、他の診療科の委員から反対意見が出ることは、皆無でした。実際は、委員長、薬剤部、申請医の3者の意向で採否が決定されていました。21名（委員長を除く）の医師が、1時間半、会議に集まれば医師1人に換算すると3日間診療を離れていることになります。これはマンパワーの無駄です。そこで、平成18年7月から、薬事委員会の機構を大幅に改正しました。

委員会を第1部と第2部の2部構成とし、薬事委員を常任委員と診療科委員に分けました。常任委員は診療科委員5名（現在は、内科・小児科・外科・放射線科・麻酔科）の他、薬局長、副看護部長、運営企画主幹の計8名としました。第1部では、常任委員8名と幹事4名（副薬局長、薬剤専門員、薬剤主査、用度係主事）、委員長で構成され、医薬品の仮採用、緊急採用、副作用、など全体に関わる普遍的な事項につき審議することとしました。第2部は、医薬品の本採用を審議する場とし、第1部構成員に本採用薬品申請科委員を加えて審議することとしました。これにより常任委員以外の診療科委員は、自科の採用申請薬品があるときにのみ第2部に出席し、申請理由を説明するだけでよくなりました。

このような委員会を円滑に運営するには、事前の準備が重要で、副薬局長が中心になり作成した資料を基に、入念な打ち合わせを行っています。

平成20年7月よりDPCが導入されました。それに伴い後発（ジェネリック）医薬品への切り替えも当委員会の大きな仕事となりました。一方、国保・健保組合の財政事情は、厳しさを増し、医療費削減の意味から、後発医薬品の採用が求められるようになりました。関係する診療科の委員に出席してもらい第2部で審議することとしました。詳細な医薬品情報収集、各診療科の意向調査をもとに、平成21年1月の委員会で、はじめて注射薬1品目を後発医薬品に変更しました。平成22年6月に、中央病院ＢＳＣに後発医薬品の採用目標値を20％とすることが打ち出され、7月からは内服薬についても変更を行っています。今年度の目標値は採用品目数の12％ですが、今年度中に目標達成まで65品目の切り替えを目指しています。

薬剤投与に関しての医療事故予防も重要な任務です。重篤な副作用については、第1部で取り上げＤＩニュースで院内に広報しています。経口糖尿病薬アマリールとβ遮断薬アルマールの誤処方があったことから、薬事委員会での論議を経て、アルマールを後発医薬品セオノマールに変更し、アマリールについてはオーダーの際、薬品名の前に（糖）が付くようにしました。

採用医薬品数が、同規模の病院にしては多い、という指摘があり、さらに削減の努力は必要です。しかし、医学は日進月歩です。新規医薬品採用については、1増1減を原則としていますが、患者さんが最新の医薬品の恩恵を早く受けられるように、新しい薬剤は原則採用し、それに伴い役目が終わっていく薬剤を中止していく、という方針で臨んで行きたいと思っています。

院長になってからは、さらに会議の簡素化に努めました。医療法上の取り決めなどから、会議そのものを無くすることは難しかったのですが、できるだけ勤務時間内に収まるようにし、開始時刻だけでなく終了予定時刻も記載することにしました。職員の中には保育園に子どもさんを迎えに行かなければならない人もいるはずです。予定の時間を30分以上過ぎるようなら、開催し直すことを勧めました。会議の構成員もできるだけ少なくしました。

会議を実りのあるものとするために、主宰する側（管理者）がしっかり原案を用意して臨むことが大事です。時には事前の根回しも重要になります。アンケートを取るときには、提案型（こちらの提案に協力できるか、できないならば代案は？）にする必要があります。

第10章
院長に必要なもの

院長になって間もなく、自分なりに院長の仕事として重要なものは何かを考えました。1つ目は〝いざというときに頼りになるか〟です。いざというときとは、震災、医療事故の発生、監査における重大な指摘等を指します。当院に赴任したばかりの頃、1か月間保険医登録を抹消されたことがありました。院長、副院長が病院の入り口で患者さん1人ひとりにお詫びしながら説明しているのを見て、〝管理職は大変だな〟と見直したものでした。2011年の東日本大震災のときには、救命センター副所長でしたが災害対策委員長として全力で対応にあたりました。平成28年の病理検体取り違えの医療事故では、患者さん、ご家族にご迷惑をおかけし、また職員にも心労をかけし申し訳なく思っています。信頼を失墜させた県民に対して再発防止を約束しました。具体的な再発防止策は、医療安全部で検討し一部は既に実行しています。自分としては有事に際し懸命に対処したつもりですが、評価は職員の皆さんに委ねるべきでしょう。

2つ目は、「優秀な医師を連れて来られるか」です。副院長、院長時代を通し3大学、8医局（山形大学から腫瘍内科、感染コントロール、小児科（再開）、東北大学から、循環器内科（再開）、小児外科、麻酔科、呼吸器内科、新潟大学から形成外科（再開））から新たに（2医局からは再開）医師を派遣してもらうことができました。教授の先生方に感謝申し上げます。また第1章で述べたように、初期研修医マッチングにおいては県内で唯一5年連続でフルマッチし、東北地方でも有数の学生さんに人気のある病院となりました。この点については自分では良くやったなと評価しています。

3つ目は「経営」です。No margin、no mission、ある程度の手元資金がないと良い医療は提供できません。診療業績を上げ、平成26から27年にかけ医業収支は2億5千万円改善しました。残念ながら経常収支は赤字のままで退職を迎えたのが心残りです（注）。しかし新入院患者の増加、在院日数の短縮、救急車搬送件数の増加等、急性期病院としての方向性は作れたと思います。院長の立場としては精一杯の努力でした。

4つ目は、「職員みんなが気持ちよく働けるために、言いづらいことを言えるか」です。弱い立場の職員のために、院長でないと言えない言いづらいことを言わなければなりません。いかに相手に伝え分かってもらえるか、これが一番大変でした。4年間でほんの数回でしたが、話をした皆様には理解していただけたと思っています。

最後に院長に必要なものは何でしょうか。それは職員からの〝人望〟に他ならないと思います（自分にあると言っているわけではありませんが）。医者としての人望は何から築かれるのでしょうか。それは普段の〝診療〟からしかありません。1人ひとりの患者さんをいかに親身になり診ているかです。自分の患者さんを、兼診に出したときに、しっかり診てくれたか。経過観察が必要とされたときに、〝半年後にまた兼診に出してください〟という返事が来るか、〝半年後に予約を入れました〟と来るかの違いです。急な呼び出しにすぐに応じてくれたか、病態が変わったときに気持ちよく患者さんを引き受けてくれたか、担当科が代わった後でも自分の診療分野については、その後のフォローを責任を持ってしてくれたか、そんなことが医者としての信頼に繋がります。またチーム医療があたりまえになっている今日、看護師やパラメディカルに尊大な態度を取っていないか、も重要です。そういうことの積み重ねが〝人望〟に繋がるのだと思います。職員から自分の家族を診てくれるように頼まれるようになれば、〝信頼されている〟といえるでしょう。

4年間と院長在任期間は長くはありませんでしたが、職員の支えなしでは院長は務まりません。私は自分が育てられ、また育ててきた〝山形県立中央病院〟の院長であったればこそ皆の助けを得て、院長が務まったのだと思っています。

「〝笑顔〟って本当にいいなあ」

（山形県立中央病院　ボランティア会報　ひまわり　第39号　平成25年7月16日）

院長　後藤敏和

昭和60年に当院に赴任して以来、平成18年に管理職になるまで、循環器内科医としてがむしゃらに働いてきました。急性心筋梗塞や狭心症の急患対応と、大学時代の研究テーマであった高血圧の診療との2本立てで仕事をして来ました。受け持ち患者の数もたいてい一番でした。当院には学問的に興味のある患者さんがたくさん来院し、研修医に発表させる症例報告のための症例には事欠きませんでした。興味ある症例に出あえることが、当院に勤務し続けられた要因だったと思います。

一方で勤務は、過重労働そのものでした。赴任当時は循環器内科医が少なく、私は一番若かったので週に6回の日当直の他、夜間の応援呼び出しもしょっちゅうでした。疲れ切って回診しながら、「この患者さんより自分の方が具合悪いんじゃないかな、1日代わって寝ていられればいいな」と思ったことさえありました。きっとそんなときには、患者さんに向けている顔の表情は良くはなく、仏頂面になっていたこともあったかもしれません。

50歳を過ぎた頃でしょうか。「俺は何時までこの仕事を続けられるんだろう」と、ふと自問することがありました。私の勝手な計画では、50歳を過ぎたら循環器の救急疾患の診療は若い先生方に任せ、緊急性の無い高血圧診療を中心に診療していきたい、と思っていました。しかし医師が足りなくてそういう状況ではありませんでした。

〝いつまでもこの仕事を続けられる訳ではない、もっと年を取るとやりたくてもやれなくなるんだ、今与えられている仕事は貴重なものだ、精一杯、やれるところまでやろうじゃないか。〟と決意しました。そういう気持ちになったら、当直の時に救急搬送されてくる患者さんが、「天（神様、仏様）」から、〝お前、診ろ、お前なら診れる〟と言われているような気さえして、どんなに重症であっても、あるいは病気以外の面倒な要因を抱えていても、腹をくくって診療することができました。

若い頃、父から用事を頼まれ、いやいや引き受けると、「どうせやるなら、気持ちよくやれ」と諭されたものでした。でもなかなかそれができなかった。その父の教えも思い出し、回診する時には、自分がどんなに疲れていても〝いい顔〟をして当たろう、と決めました。

Sさんが、心疾患で3回目の救急入院したのは、そんな時でした。Sさんは、80歳を過ぎた男性で、数ヶ月前に私が当直の時に、急性心筋梗塞で救急搬送され、冠動脈インターベンションをした患者さんでした。血管が屈曲蛇行しているために非常に難渋し、一晩がかりで冠動脈を広げることに成功したのですが、終わるころには外はすっかり明るくなっていました。幸いに回復しいったん退院しましたが、しばらくしてまた入院、やっと退院したのですが、今回が3回目の入院でした。前夜に救急来院し、そのまま入院となり、朝になり担当医の自分が引き継ぐことになったのでした。〝また来てしまったな、また苦労するだろうな〟と思いながら、研修医と共にHCUの病室に向かいました。それでも意識して〝いい顔〟を作ってベッドサイドに行きました。Sさんは、私の顔を見るなり、「あー、笑顔って本当にいいな」と言ってくれたのです。言われた方は悪い気はしません。そのことがあって以降、患者さんに接する時には、〝いい顔〟で接するように一層心がけました。Sさんは多趣味で粋な人でした。奥さんと子どもさんがおられましたが、奥さんはお若くてSさんとは20歳は違うように見えました。小学校の先生をしておられるという1人息子は、Sさんが50歳を越してからの子どもさんと思われました。Sさんは退院する時に、私にテレフォンカードをくれました。麻雀で役満で上がった時に、マージャン屋から記念にもらったもんだそうです。麻雀をしない自分には役満が何だかよくわかりませんでしたが、何かたいそうなことを達成したということは理解できました。Sさんはその後は順調な経過をたどり、近医に紹介することができました。

人間は何のために生まれてくるのでしょうか。最近、「生き方」という本を読みました。京セラを起し、日航を再建した稲盛和夫さんの著書です。「生き方」に、人は「心を高める」ために生まれてくる、それ以外にその答えはない、と書いてあります。〝善き行いに努め、怠らず人格の陶冶に努め、そのことによって生の起点よりも終点における魂の品格をわずかなりとも高めること、それ以外に自然や宇宙が私たちに生を授けた目的はない〟そして人のために役に立つことを考えて生きること（利他の心）が大事である、とも書いてあります。

仏教では笑顔のことを和顔といい、和顔で人に接することは布施（慈悲の心をもって、他人に施すこと）であり、〃和顔施〃と言うのだそうです。〃笑顔で接する〃、自分が恵まれている境遇では容易にできそうですが、逆境にあるときには難しいかもしれません。自分がどんな境遇にあろうとも他人に笑顔で接することは、修業なのかも知れません。人生の機微を知り尽くしたボランティアの皆さんの自然な笑顔は、不安を抱えて病院を受診する患者さん、そしてご家族に安心と安らぎとをもたらしていることでしょう。

私たち医療人は、病気の人を良くして患者さんや家族から感謝される立場ですが、逆の見方をすれば、〃人の役に立てる〃という生甲斐を患者さんからもらっています。ボランティアも同じだと思います。ボランティアとして人の役に立っているようで、実は〃人の役に立てる〃という大きな喜びを患者さんから頂いています。ボランティアの皆さんを含め、私たち医療人は、生甲斐を与えていただいている患者さんに感謝しつつ仕事を続けて行こうではありませんか。

＊　＊

師、吉永　馨先生について

（山形県立中央病院　ボランティア会報　ひまわり　第42号　平成27年1月20日）

院長　後藤敏和

吉永　馨先生は、私が昭和54年から59年まで在籍した東北大学旧第2内科の教授です。教授というと白い巨塔のイメージから、権力を一手に握る専制君主的なイメージを持つかもしれませんが、吉永先生はその対極の先生でした。学問的業績と温厚誠実なお人柄を慕い、第2内科には120人もの医局員が在籍していました。当時の東北大学病院には混合病棟というのがあり、第1内科から第3内科までの患者さんが同じ部屋に入院していました。総回診では、患者さんとは会話を交わさず、主治医の説明だけを聞く教授も多かったのですが、吉永先生はまず患者さんに「いかがですか?」などと病状を聞き、丁寧に診察されていました。「よその教授はろくに聴診器も当てないのに、吉永先生は〝うらも診てくれる(背中の聴診もしてくれる、の意)〟」とありがたくて涙ぐむ患者さんもおられました。お話ししていると、自分の心からも邪悪なものが無くなるような感じのする先生でした。

定年後は、仙台市内の病院の院長や、宮城県成人病予防協会会長などをお勤めになられましたが、平成19年に主に特別養護老人ホームでボランティア活動をするNPO法人「仙台敬老奉仕会」を立ち上げられました。ボランティア活動の主な内容は、〝寄り添いボランティア〟で、入所しているお年寄りの話し相手となることです。最初はなかなか理解が得られなかったのだそうですが、次第にその価値が認められ2014年8月現在、46名のボランティアが11施設で活動されているそうです。吉永先生によれば施設のお年寄りたちは、ボランティアが来てくれるのを楽しみに待っているようになる、ということです。その活動は福島県まで拡がろうとしています。

「寄り添いボランティア」は、心と心の交流ですから、病院ボランティアとは異なった大変さがあります。仙台敬老奉仕会では定期的にボランティアを養成する研修会を開催しています。

超高齢者社会を迎え、独居や身寄りのないお年寄りがますます増加していきます。「寄り添いボランティア」は、いっそう重要な役割を果たしていくものと思われます。近い将来、山形にも根付きますことを願っております。研修会の案内は、ホームページに出ています。また吉永先生から私への連絡メールを回覧しますので、ご覧下さい。吉永先生は86歳、83歳の時には15名を引き連れてアメリカ、リバーサイド市、ロサンゼルス市まで見学に行かれています。齢を重ねてもご自分の役割を創造し、しっかり果たされている姿勢を、これからの自分の生き方の範としたいと思います。そして改めて、若いころ吉永先生の教室で学んだことに感謝したい、と思います。

＊　　＊

〝人は何故泣くのか〟

（山形県立中央病院　ボランティア会報　ひまわり　第44号　平成28年1月20日）

院長　後藤敏和

13年前、父を亡くしました。喪主あいさつで、どうしても泣けて読めない部分がありました。父は付属小学校の名物理科教師でした。師範学校時代、胸を病み、篠田病院に入院しました。医療費が払えずにいたところ、当時の院長、篠田甚吉先生が半額に負けてくれて1年遅れて卒業できたのでした。父は晩年、数回の脳梗塞の後、寝たきりとなり篠田病院にお世話になりました。リハビリが嫌で、看護師さんや介護人さんたちを困らせていました。それでも職員の皆さんは父を「先生、先生」と呼んで父の尊厳を保ち、大事にしてくれました。家族で見舞いに行った日、父はリハビリに向かうところでしたが、介護人さんが小声で何か言って父を抱え上げ、車いすに乗せました。言葉の内容、〝先生、今日は孫さん来てるから頑張っべ〃を家内だけが聞き取っていました。喪主挨拶で、「篠田病院の皆さんに、先生、先生と呼んで大事にしていただきました」というくだりでどうしてもありがたくて、ありがたくて、泣けて言葉に詰まるのでした。

昨年12月18日、満91歳で母が亡くなりました。晩年は多機能ホーム「かしの木」に入所させてもらって在宅診療を受け、年に数回肺炎や心不全で当院で入院加療を受けていました。かしの木のスタッフからは「マツエさん」、時には、私や妹が呼ぶように「母ちゃん」と呼ばれ大事にされていました。喪主挨拶で、「かしの木の皆様には、家族のように大事にしていただきました」とのくだりで、感謝の気持ちでいっぱいになり涙でつまったのでした。

最近読んだ本、本願寺法主、大谷暢順著、「人間(ひと)は死んでもまた生きる」幻冬舎、の中に、第4話〝人は「情け」を知るために生まれてきた〃の項がありました。〝何のために生まれてきたのか〃愚生は論ずるに値しませんが、高齢者の仲間に入る齢を迎え、人の情けに涙することが多くなった昨今です。

＊　＊

(山形県立中央病院　ボランティア会報　ひまわり　第46号　平成29年1月20日)

院長　後藤敏和

師から届いた礼状

医局（東北大学医学部旧第2内科）時代の恩師（教授）、吉永 馨先生のことは、平成27年1月発行の「ひまわり」第42号にも書かせていただいたので、覚えておられる方もおられると思います。当時、吉永内科には、教室の学問的業績と教授の人柄を慕い、120名もの医局員が在籍していました。師は、敬虔なクリスチャンでもあり、日曜日には近くの教会で牧師の代わりに説教をされることもありました。定年後は、仙台市内の病院の病院長などを歴任されましたが、平成19年に、NPO法人「仙台敬老奉仕会」を立ち上げ、特別養護老人ホームのお年寄りの話し相手となるボランティア（寄り添いボランティア）を養成しています。師は現在88歳、2年前に大病を患われましたが健康を回復され、なおこの活動に心血を注いでおられます。年末に、山田屋の富貴豆を少しばかりお送りしたのでしたが、礼状不要と記載したにもかかわらず、いつものように几帳面に礼状を返して来られました。

「拝復　後藤敏和先生
　いつも先生の活躍や著作をみて共感しています。今後もこのペースで世に仕え、世に奉仕してください。この度もまた富貴豆を賜り、既においしく頂戴しています。老生既に米寿、まだ何とか無事でボランティア育成運動をしています。一番必要なのは学びですね。御礼のみ……」

師は、弟子である私に「なお世に仕え、世に奉仕し、学び続けよ」との教えを授けてくれたのでした。昨年12月で65歳となり、3月で定年退職を迎える私にとり、88歳の師からの教えは何よりの励ましとなりました。

このボランティア会誌〝ひまわり〟への投稿も、本号で最後になると思います。ボランティア皆様には、〝元気〟をもらいました。増々のご活躍を祈念しております。

＊　＊

（山形県立中央病院人工透析室開設30周年記念誌　平成16年1月）

山形県立中央病院　教育研修部長　後藤敏和

O先生のこと

40年ほど前の中学校の入学式、ブラスバンドの勇壮なマーチで僕ら新入生は体育館に迎えられた。そして上級生による合唱〝嬉しや我らここに、新しき友を迎え……〟、校歌斉唱、初めて聞く校歌〝朝さわやかに仰ぎ見る、蔵王は遥かにかがやけり……〟なんて素晴らしい校歌なんだろう。感動した。心が躍った。これが中学校なんだ。オールバックの髪を整髪料でテカテカさせて、大きな腹でブラスバンドの指揮をし、入学式の音楽一切を仕切っていたのがO先生だった。かっこいいと思った。

O先生は1年4組、僕のクラス担任になった。僕は音楽の時間が好きだった。今まで知らない歌を、いいなあと思って歌った。でも笛は好きでなかった。へたくそだったからである。スペリオパイプを何度か忘れて怒られたこともある。O先生は明るく、裏表がなく、ニックネームはサンマと呼ばれ生徒に親しまれていた。その由来は酒好きで酒を飲むと目がサンマのようになるからとのことであった。

ある時、作文に、小学校6年生の時、病気で入院（旧県立中央病院）しているときの自分の体験を書いた。病室の窓から見える竜山の紅葉が美しくて涙が出て止まらなかったこと、それが自分にとって何かを見て本当に心から美しいと感じた初めての体験だった、と書いた。先生は赤ペンで〃後藤君はきっと心のきれいな人になるでしょう。〃と書いてくれた。2年生からは担任でなくなったが、音楽は3年間教わった。

中学校卒業後はずっと御無沙汰をしていた。次に先生にお会いしたのは、昭和60年、僕が当院に赴任してきた時だった。先生は糖尿病性腎症で透析を受けるようになっていた。僕が太っているのを見てか、先生は僕に〃後藤君、俺みたいになるなよ〃と言った。寂しかった。大学にいた時は全くやっていなかったので、僕は透析の針刺しが苦手だった。緊張するためもあってか、特に先生のは難しく、よく失敗した。先生は迷惑そうにしておられた。僕はただ汗をかくばかりであった。

その頃先生は、書を生き甲斐とされているようだった。先生は何かに「その日暮らし」を座右名とされていることを書かれていた。「その日暮らし」とは、その日、その日一日を大切に生きるという仏教の教えである。透析を受けられるようになった先生は一日、一日を感謝しながら大事に生きたのだろう。

何年か後、針刺しにも慣れ、いつの間にか先生の針刺しも得意になっていた。先生も喜んで僕に針刺しをやらせてくれた。ある時、先生がつぶやくように言われた。〃後藤君、君いい医者になったな。〃嬉しかった。

先生はその後いろいろな合併症に苦しまれ、何回も入院され、今度はだめみたいだ、とみんなが心配することがしばしばであったが、そのたびに奥様の看護の甲斐あり立ち直られた。しかし平成4年、ついに帰らぬ人となった。

葬式に行けなかった僕は、ご自宅にお伺いし奥様とお話しする機会を得た。先生は生まれ故郷の村山市が好きで、とても眺めの良い山が近くにあり、元気なころはよく登っておられたことなどを伺った。以来すっかりご無沙汰をしている不肖教え子であるが、先生にほめられたことに恥じないようにこれからも仕事としていかなければ、と思っている。合掌。

＊　　＊

「周子（ちかこ）の生涯、鈴木久夫著」を再び手にとって

（山形県医師会会報　第705号　平成22年5月）

山形県立中央病院副院長、兼、救命救急センター副所長　後藤敏和

大事にしてきた本があります。「周子（ちかこ）の生涯、鈴木久夫著」です。無医村であった大井沢の村長を勤めた父親の意向で、女子医専（現在の東京女子医大）に学んで医師になり、生涯独身で僻地医療に一生をささげた女医の物語です。裏表紙には著者直筆で、「贈呈、後藤留吉先生」と書かれてあります。昭和53年、現在も勤務する山形県立中央病院での2年間の研修を終えた私は、さらに循環器内科の研修を積むべく当時の指導医、横山紘一先生（2代前の当院院長）の紹介状を持ち、東京女子医大、日本心臓血圧研究所、循環器内科の面接を受けに行きました。当時の女子医大は日本で最初にCCU（コロナリー・ケア・ユニット：心筋梗塞をはじめ循環器急性期疾患の高度医療を行う病棟）を付設し、日本でただ1台のモビールCCU（医師が同場して患者を迎えに行く救急車）を有し、日本の循環器疾患の診

療をリードしていました。循環器学を志す若い医師にとり、あこがれの存在であり、入局の倍率は高かったのですが、父（8年前に故人）の山形大学付属小学校時代の教え子で、京橋で開業しておられた教室のO・G、渡邉順子先生（現在もご活躍中）の強い働きかけで入局することができました。面接の折、主任教授の廣澤弘七郎先生（のちに名誉教授、一昨年故人となられた）から、「志田周子先生を知っているか」と質問されました。私にとり初めて耳にするお名前でした。廣澤先生は本が出ているはずなので、できれば入手して欲しい、と依頼されました。

本屋で調べてもらうと、すぐに分かったのですが、もはや入手困難とのこと。当時、私の父は山形三小の校長をしていましたが、著者の鈴木久夫先生とは面識があり、すぐに連絡をとってくれました。私は鈴木先生の勤務されていた学校、たしか大谷中学校に本をいただきにあがったのでした。春3月、山間の学校の周りにはまだ雪がたくさん残っていました。鈴木先生は手元にあった著書を2冊くださり、1冊は教授に1冊は父に、と署名をしてくださったのでした。早速読んでみましたが、当時の僻地医療が「志田周子」という一個人の犠牲のもとに支えられていたことを知り、周子先生に対する尊敬とともに、深い哀惜と同情の念を禁じえませんでした。

新聞で、「志田周子先生、生誕100周年」の記事を読み、本を思い出し、ロフトの書棚から本書を取り出してきました。すでに表紙は変色していましたが、32年前希望に燃えて上京した若い日のことが懐かしく思い出されました。

さて現在、大井沢のある西川町には立派な町立病院があります。院長の須貝昌博先生をはじめ自治医大卒の4名の先生方が、自治医大の校是「一隅を照らす」の言葉どおり、義務年限を終えてからも僻地医療を担い、質の高い医療を提供しておられます。心より敬意を表します。しかしながら自治医大卒業生の現状は、9年間の義務年限を終えたのちは、僻地医療を担い続ける医師はむしろ少なく、開業したり大きな病院の勤務医となる場合が多いのです。要因としては、勤務環境・子どもの養育など様々な問題があると思います。その1つに、〝さらに高度な医療を身につけたい、もっと勉強したい〟、と願ってもできにくい環境がある、と思います。僻地医療を支えるには、自治医大卒業生に限らず、僻地医療を続けようとする医師のための、安定した研修制度を確立する必要があると考えます。例えば、当院のような基幹病院が、僻地医療に従事する医師のための定員を一定数確保し、数カ月から1年単位のローテーションで研修を受け入れるような仕組みを作れば、僻地への医師の定着率はもっと増えるのではないでしょうか。まずは僻地医療を続けている医師の意見をくみ上げ、行政も含めた医療関係者、皆で知恵を出し合い実現したい課題であると考えます。

（日本病院会雑誌　銷夏随筆　2013年7月号）

*　　　　*

父のこと

山形県立中央病院　院長　後藤敏和

父、後藤留吉は、大正10年山形市郊外の農家に8人兄弟の末っ子として生まれた。生きていれば、今年92歳になる。4歳の時に父親を亡くした。父親について覚えているのは、〝胡坐の中で抱かれた感触〟、だけだという。お祭りかなんかで、大勢の人が家に集まっていた時だった、という。9歳の時に母親を亡くした。そのときの悲しみを、父は「この世の中なんて無くなればいい、と思った」と表現していた。姑が厳しくて、母親は病気でも家の中で休むことができず、畑に行って蓆の上に横になり身を休めていたという。母親の死後、父は母親の姑である祖母に育てられる。高等小学校を卒業するときに、時計屋に奉公に出されることになったが、担任の先生が説得してくれて、師範学校に進学した。冬季は街中にある2番目の姉の嫁ぎ先に下宿させてもらった。姉の亭主は洋服の仕立て屋だったが、貧しかった。父は、姉に持たせてもらった弁当のおかずをわざと残してきたという。血の分けた姉なら、弟の自分の残り物も食べてくれるだろうとの思いからであった。16歳の時に祖母が亡くなり、姉も間もなく病死した。父は、「自分の青春は葬式の青春だった」と述懐していた。さらに父自身が胸を病み、長期入院を強いられることになる。病床で父は、「何でおれの人生はこんな何だろう」と嘆いた。ある日、生前の父親を良く知る人が面会にやってきて「お前、そんな風に考えてはだめだ、お前の病気がこれくらいで済んでいるのは、お前の父親が生前人のために尽くして、徳を積んでいたからだぞ」と諭した。その一言が、父を変えた。

病気は回復したが、入院費用が払えなかった。入院していた病院は篠田病院で、当時は東北一大きな病院であった。見かねた院長（篠田甚吉先生）が入院費を半分に負けてくれて、父は1年遅れて師範学校に復学する。息子である私が医学部に進学した後、父は折に触れ「医は仁術」とこの話をした。

父はやがて、山形師範学校附属男子小学校（後に山形大学教育学部附属小学校）の名物教員となった。担当は理科、ほとんど複式学級の担任だった。土曜日になると、自作の移動式黒板を生徒に担がせ、野外学習に出かけた。今でいう総合学習である。〝散歩学習〟として、朝日新聞の全国版に取り上げられた。私生活では、とにかく人の面倒をよくみた。貧乏な親戚の子どもはわが家から高校、大学に通わせた。43組の仲人をした。家には相談事を抱えた人たちがひっきりなしにやってきた。同じく教員である母は、お茶を出しながら相談につきあっていた。父は人のためには尽くしたが、家庭を顧みる人ではなかった。おかげで家族5人、そろって夕食をとる、などということはめったになかった。

晩年の父は、何回か軽い脳梗塞を反復したあと寝たきりとなり、82歳で亡くなった。最後も篠田病院だった。葬式の時、教え子の1人から同じく父の教え子である同級生が、大学の授業料が払えず卒業が危うくなったときに、父が授業料を立て替えたことを聞かされた。生前、両親はそのことを一切私に話さなかった。

「医は仁術」、父が私に残した教えの1つである。

（日本病院会雑誌　銷夏随筆　2014年7月号）

*　　*

「田舎医者」見川鯛山先生を偲んで

山形県立中央病院　院長　後藤敏和

8月5日は見川鯛山先生の9回目の命日である。鯛山先生の作品と初めて出あったのは、中学生の時だった。鯛山先生原作のテレビドラマ「田舎医者」を、毎週家族揃って見た。医学部に進学してから、先生の著書「医者ともあろうものが」に始まる「田舎医者」シリーズに出会う。先生が医者をしている那須高原の自然や住人を題材に、どこか真抜けていて、少しエッチで、本当にありそうで、いややっぱりなさそうな、ほのぼのとしたエピソードが無駄のない軽妙な文章で綴られていた。〝栗とリス〟何ていう変てこりんな名前のバーとママさんも登場した。毎日新聞社から出版される続編を次々に読んだ。たいてい一晩か二晩で読み終えた。先生が医学部を卒業したとき、同じく田舎で医者をしていた父君は、〝「大病院の医者になれ」とも、「博士になれ」とも言われなかった。ただ、「どこそこの村に医者がいないから行ってやれ」とだけ言われた〟。その言葉に従い、先生は医者のいなかった那須高原の医者となった。

医学部5年生の時、医学祭での講演会の講師として、私の提案で鯛山先生をおよびした。初めてお会いする先生は、やせて背が高く、ぼさぼさに伸ばした縮れた長髪と黒いひげが印象的であった。夜更かしとヘビースモーカーであるためか、顔は色白でしわだらけ、精悍な顔立ちであったが、目がとても澄んでいて優しかった。先生は笑みを絶やさず静かにお話をされたが、途中から〝話は苦手〟とおっしゃって、「田舎医者」の中に収録されている作品のテープを流した。講演が終わり、私が「医者にとり一番大切なものは何でしょうか」と質問したところ、先生は「それは〝おもいやり〟だと思います」と答えられた。多くの学生とともに「田舎医者」にサインしてもらった。「何か書いて下さい」とお願いしたら、「いい医者になれよ!!」と書いて下さった。帰りに駅までお送りする係りを志願した。ホームで電車を待ちながら、先生は息子さんが九州の医学部の学生であること、文章は余計なことを書かずになるべく簡潔にするように心掛けていること、などを話して下さった。サイン入りの「田舎医者」は、私の宝物だったが、研修医の時に得意になって看護婦さんに回覧しているうちに、うかつにも紛失してしまった。

お会いしてから8年ばかりして、家族で那須にいく機会があった。見川医院を見てみたくて先生のお宅の前まで行ってみた。大きな木製の門があった。中に入ろうか迷ったが、まだ午前中で人気がなく、先生は昼頃起きて午後から診察を始めるらしかったから、まだ寝ているのかもしれないと判断しそのまま帰ってきてしまった。

私は今62歳、研修終了後は大学に7年間在籍し博士になった。地方の大病院に赴任して29年、気が付けば院長になっていた。公立病院、勤務医を取り巻く環境はいっそう厳しく、〝上〟からは、経営改善への厳しい要求、患者さんを診るよりも、日報のベッド稼働率、新入院患者数を気にする毎日である。今回の原稿依頼を機に「山医者の茶飲み話」を読み返してみた。すでに紙が黄色に変色していた。作品の一遍、一遍は短くて、読み終えるのに10分とかからない。寝る前のひととき、私は那須高原の住人になり、久しぶりにほのぼのとした気持ちで眠りについた。先生とお会いしてから40年近く経った。生前にもう一度お会いしておきたかった。改めて問うてみる「俺は、〝いい医者〟になっただろうか」。〝合掌〟。

（日本病院会雑誌　銷夏随筆　2016年7月号）

＊　　＊

当院2例目の脳死下臓器移植を経験して

山形県立中央病院　院長　後藤敏和

〝角膜をやがて贈らん日のあれば、美しきものに吾が眼肥やさん〟

57、8年前に毎日新聞の歌壇で特選となった歌です。作者は、鈴木邦治さん、私の実家からそう遠くないところお住まいでした。足が不自由で、奥さんが押す車いすでお出かけしているところと出会うことがありました。白髪で眼鏡をかけた痩せた方で、いつも穏やかな笑みをたたえておられました。鈴木さんは、そのころ日本で始まった角膜移植のために献眼登録されていたのです。母が、この歌は〝私の眼（角膜）は、死んだ後に目が見えない人にお贈りするのだから、美しいものをたくさん見ておこう〟という意味だよ、と教えてくれました。「角膜だけもっていくの」との私の問いに、父は〝眼球全部取り出して、あとは義眼を入れるらしい〟と解説してくれました。私が「〝眼〟取られるなんておっかないね」と言うと、母は「そういう人は、死んでから神様からもっといい眼をもらうんだよ」と答えました。幼い私は〝そうなんだ、それなら良かった〟と母の言葉を疑いませんでした。

この4月、本邦371例目、当院で（山形県でも）2例目の脳死下臓器移植が行われました。金曜日の朝、男女1名ずつ（N氏とIさん）のコーディネーターが病院に到着しました。会議が何回か開かれましたが、お2人とも極めて謙虚な方で、こういう人がコーディネーターだからこそ、臓器移植という大事が運ぶのだろうと思ったのでした。週末で他に用途がなかったので、コーディネーターの控室は、院長室の隣の応接室としました。N氏は応接室に泊まり込んでおられました。院内はいつもと違った異様な緊張感に包まれました。

土曜日、出勤前に実家に寄りました。13年前に父が亡くなり、昨年母が亡くなってからは、仏壇だけが残され空き家になっています。北側を向いた玄関の前のわずかな空き地に、沈丁花の白い花が咲き誇っていました。元気なころの父が挿し木をしたものらしく、ほっておかれた小さな植木鉢の中では根株が窮屈そうに瘤になり、鉢の底の穴から逞しく根を地中に伸ばし成長していました。斜めになった鉢から地を這うように幹が伸び、何本かの枝が上に向かって弧を描くように成長し、たくさんの白い花を咲かせていました。家の前の路地は何とも言えない良い香りに満ちていました。私は一枝を切って仏壇に供え、一枝を病院に持ち帰りました。院長室で、大学時代、全医体で金沢に遠征したときに記念にもらった九谷焼の一輪挿しに枝を挿しました。部屋中にいい香りが満ち溢れました。私はふと思い立ち、一輪挿しを隣の応接室に持って行きました。〝何も差し入れするものがないので、花の香りでも楽しんでください〟と言って壁際の棚に置いてきました。

日曜日、大勢の摘出チームが参集しました。黙祷に続く臓器摘出は、N氏の采配で順調に行われ各地に運ばれて行きました。最後に眼球が摘出されました。臓器摘出は普段の医療とは異なる異様な行為です。N氏によれば、若い看護師はPTSDになることもあるといいます。今回、看護師は1例目も経験し、院内コーディネーターでもある2人のベテランが担当し、円滑に事が進みました。

夕方、職員とコーディネーターで患者さんをお見送りし、大事は終了したのでした。6時過ぎコーディネーターがお帰りになりました。私へのあいさつで、Iさんが言ってくれました。「花の香りに癒されました」と。ほどなくして大阪から、移植した心臓が動き出したと連絡が入りました。5つ（心、左肺、肝、両腎）の臓器移植は全て成功したのでした。

院長在任４年間の主な活動

平成25（２０１３）年度

４月　第10代　院長就任
６月17日　天童東村山医師会講演「県立中央病院の課題と展望」
７月６日　日本高血圧協会　第５回　公開高血圧講座「高血圧と上手につきあい、快適な生活を」
　新庄市
７月７日　ＢＳジャパン　教えて！　ドクター　家族の健康「夏の高血圧」出演
７月18日　第178回北杏会講演「当院の現状と課題」
８月31日　協力医会　講演「県立中央病院の課題と展望」
９月17日　院長講話「県立中央病院の課題と展望」
９月26日　第３回　高血圧治療セミナー特別講演「よくある副作用症例に学ぶ降圧薬の使い方」
　大阪府堺市
10月３日　第１回ＡＯＹＡＧＩメディカルカンファレンス開催（医局会議室）
11月　山形銀行エコキャップ推進運動に協力開始
11月７日　山形県立中央病院　50周年記念講演会
　筑波大学名誉教授、心と遺伝子研究会主宰、村上和雄先生「笑いや祈りが遺伝子をオンにする」

11月8日　「山形県立中央病院　50周年記念の会」開催
於　ホテルメトロポリタン
11月12日　平成23年度医師会活動を考えるシンポジウム「東日本大震災に対する医療者側の教訓とメッセージ〜被災地隣県の経験から〜」シンポジスト1．病院から
11月15日　第54回新潟高血圧談話会　特別講演「症例から考える高血圧の診かた―二次性高血圧を見逃さないために―」於、新潟市
1月31日　平成25年度　山形県自治体病院講演会一般講演「山形県立救命救急センターの患者動向〜3次医療機関としての役割を果たすための考察〜」

平成26（2014）年度
4月　ＤＰＣⅡ群（高診療密度病院群）からⅢ群となる
5月10日　東北大学第2内科同窓会　吉永賞受賞　記念講演（於、仙台市）
6月28日　日本高血圧協会　第6回　公開高血圧講座「高血圧と上手につきあい、快適な生活を」鶴岡市
6月19日　診療密度向上委員会（委員長、饗場　智、医療情報部副部長）立ち上げ
7月7日　同　第1回委員会開催
7月18日　協力医会
7月31日　武蔵野赤十字病院　見学

8月3日　山形県立中央病院　第3回　研修医OB・OG会
8月20日　岩手県立中央病院見学
9月1日　「あおやぎギャラリー」開設、第1回　江口陽一氏、「天体写真集」
9月17日　第3回「AOYAGIメディカルカンファレンス」ミニレクチャー「二次性高血圧症スクリーニングの基本」
9月26日　院長講話「山形県立中央病院の課題と展望」
10月1日　村山地域医療情報ネットワーク「べにばなネット」運用開始
10月26日　将来ビジョン検討委員会設置（委員長、福島紀雅副院長）
10月27日　診療科長会議
11月8日　第4回循環器カンファレンス in 大阪　講演「第一選択薬としてのCa拮抗薬・ARBの中での薬剤の使い分けおよび両剤併用後降圧不十分症例についての薬剤の選択について」
11月28日　卒後臨床機能評価（JCEP）受審
12月1日　同認定　4年間
12月5日　天童ロータリークラブ卓話「山形県立中央病院の課題と展望―高度急性期病院としての使命を担い続けるために―」
12月25日　第1回　お父さん・お母さんが働く病院を見てみよう！
2月8日　横山紘一前院長、瑞宝小綬賞受章記念祝賀会、於、ホテルメトロポリタン山形

平成27（2015）年度
4月　各診療科に「救急ホットライン」設置
4月2日　新入職員向け院長講話　山形県立中央病院の課題と展望―高度急性期病院としての使命を担い続けるために―
4月21日　院長講話　新たなステージへ　高度急性期病院としての使命を担い続けるために　改革の年
4月27日　平成27年度　第1回　診療科長会議
5月7日～20日　萬年琢也、薬剤専門員、ネパール大地震国際緊急援助隊医療チームに参加
6月10日　接遇講演会講師「ご意見箱と自分の体験から考える良い接遇」
6月12日　第25回　がん臨床研究フォーラム　実行委員長　於、国立がん研究センター
6月27日　協力医会
7月11日　第12回　日本医療マネジメント学会　山形県支部学術集会　会長
メインテーマ「医療人の確保と人材育成」
7月18日　日本高血圧協会　第7回　公開高血圧講座「高血圧と上手につきあい、快適な生活を」
長井市
7月28日　平成27年度　特定保健指導従事者講演会　講演「保健指導従事者が知っておくべき高血圧の基礎知識と生活習慣指導」　山形県国保会館
8月3日　第2回　お父さん・お母さんが働く病院を見てみよう！

9月　「人間ドック・健康診断結果の読み方と生活習慣指導～あなたの不安はこの1冊で解消～」
　　　山形県立中央病院編　発行
9月27日　第1回　あおやぎ祭り
10月1日　「よくある副作用症例に学ぶ降圧薬の使い方」改定4版、発行（鈴木恵綾先生と共著）
10月14日　院長講話　高度急性期病院としての使命を担い続けるために
10月16日　平成27年度　ＴＵＮＡＧＵパートナーシップ事業（第3弾）事業説明会　減塩推進のための研修会講演「高血圧予防を啓発するための基礎知識」県庁
10月22日　平成27年度　第2回　診療科長会議
同　第1回　山形県立中央病院ＱＩ委員会（委員長、後藤敏和院長）
11月15日　やまがた健康フェア２０１５　高血圧セミナー　講演「やっつけよう！　高血圧が招く隠れた病気」於、山形ビッグウイング
11月24日　第一回　医療保険勉強会　講師「療養担当規則について」
11月20日　日本病院会　山形県支部　設立総会（支部長に就任）
12月25日　第3回　お父さん・お母さんが働く病院を見てみよう！
2月4日　第2回ＱＩ委員会
2月5日　公立置賜総合病院　衛生委員会研修会「医療従事者として知っておくべき高血圧の常識」
2月25日　第1回　在宅医療・介護連携研修会
2月27日　集団災害医学会基調講演　東日本大震災における東北地方日本海側の災害拠点病院の対応

と課題
2月27日～3月28日　門馬康介専門看護師、コロラド大学病院で研修
3月　ハイブリッド手術室稼働
3月16日　平成27年度　産業保健フォーラム　講演　於　山形ビッグウイング「過重労働と高血圧」
3月18日　天童市健康センター講演会　講演「高血圧から身を守るための基礎知識」
3月30日　院内保育所「にこにこえがお」開所式

平成28（2016）年度
4月　DPCⅡ群（高診療密度病院群）復帰
4月　循環器病センター（センター長、阿部和男診療機材部長）、内視鏡センター（センター長、武田弘明副院長）開設
4月4日　新入職員向け院長講話　山形県立中央病院の課題と展望―高度急性期病院としての使命を担い続けるために―
4月10日　脳死下臓器提供（当院2例目）
4月16日～5月17日　熊本地震にDMAT、医療救護班等派遣（11名）
4月22日　院長講話「頑張った改革の年（平成27年度）、そして今年（平成28年）度の課題　高度急性期病院としての使命を担い続けるために
4月25日　平成28年度　第1回　診療科長会議

５月　地域医療支援病院、承認
５月27日　東根市講演会　講演「高血圧と上手に付き合い、快適な生活を」於、東根市
６月18日　協力医会　講演「改革の年、平成27年度診療実績　高度急性期病院としての使命を担い続けるために」
６月23日　第66回日本病院学会（盛岡市）一般演題「感謝のご意見箱から考えるよい接遇」発表
６月24日　講演６　ＮＰＯ法人ささえあい医療人権センターＣＯＭＬ理事長、山口育子氏「患者と医療者の協働する医療を目指して」座長
７月16日　日本高血圧協会　第８回　公開高血圧講座「高血圧と上手につきあい、快適な生活を」尾花沢
８月２日　第４回　お父さん・お母さんが働く病院を見てみよう！
９月２日　平成28年度　第２回　診療科長会議
同　第３回　ＱＩ委員会
９月16日　平成28年度　日本病院会山形県支部定期総会
９月17日　エッセイ集「花城病院ものがたり－伝説の人々－」発行
９月25日　第２回　あおやぎ祭り　院長講話『山形県立中央病院　今昔』
９月30日　第39回日本高血圧学会総会　教育講演「二次性高血圧の診断のコツ」於、仙台市
11月５日　第１回県民健康講座　講師泌尿器科診療科長、沼畑健司先生「前立腺がんのお話し」

於、遊学館

11月22日　接遇講演会講師「ご意見箱（平成27年度）と自分の体験から考える良い接遇」

12月14日　平成28年度　第2回院長講話「平成28年度見えてきたもの、そして進むべき道」

12月26日　平成28年度　山形の未来をひらく教育推進事業　医進塾

12月27日　第5回　お父さん・お母さんが働く病院を見てみよう！

3月30日　平成28年度第3回院長講話　院長としての4年間を振り返って

～職員の皆さんへの last message～

あとがきにかえて

院内報〝笑顔〟平成29年3月号より抜粋

退職にあたって

院長に就任したときに、研修医時代からの〝師〟である3代前の院長、横山紘一先生からこう言われました。「職員ひとりひとりを家族だと思って仕事しなさい」と。出会いから39年経っても私のことを心配して下さることを有難く思ったのでした。4年間この言葉を胸に仕事をしてきました。職員の皆さんからの評価は分かりませんが、院外の複数の方から、「病院の中が明るくなった。職員が生き生きと仕事している。」というお言葉を頂き、素直に嬉しく思っております。

病院で働く者にとり最も大切なものは何でしょうか。それは全国自治体病院協議会会長、邊見公雄先生が言うように、病院に対する〝愛〟なのではないでしょうか。34年間育てて頂いた当院への〝想い〟を込めて、昨年9月エッセイ集〝花城病院ものがたり—伝説の人々—〟を自費出版し、病院そしてともに働いた皆様への〝感謝〟としました。残念ながら現在は入手困難ですが、当院図書館、県立図書館に寄贈してありますので、お読みいただければ嬉しく存じます。

サン=テクジュベリ作、「星の王子さま」の中で、王子さまは〝ぼく〟に言っています。「たいせつなことはね、目に見えないいんだよ……」と。

愛情、友情、思いやり、思慕、……心の中の大切なものは目に見えません。感じるものです。そういう目に見えないものこそ、本当は大事なんだと思います。

いつからか、おそらくは横山紘一先生が院長を務められている頃からだと思いますが、〝県中愛〟という言葉が言われるようになりました。〝県中愛〟は、正職員に限らず、嘱託職員、医療事務委託会社の職員、売店、食堂、花屋さん、床屋さん、コーヒー屋さん……当院で働いた人々が病院に持つ〝想い〟だと思います。愛情、思慕、感謝……そういうものを一緒にした言葉だと思います。目には見えないけれども、〝県立中央病院〟という母なる魂がきっとあるんだと思います。どこから手を付けていいのか分からないほどの困難な課題でも、〝一生懸命〟〝馬鹿になって〟真剣に取り組んでいると、突然、助け船が現れたり、状況が好転したりしました。私たちの母なる魂が、一緒に努力してくれたのだと思っています。

これからも職員1りひとりが、当院で働いていることを誇りに感じながら、〝県立中央病院〟という母なる魂のもと、知恵を出し合い、協力して病院を発展させ「県民の健康と生命を支える安心と信頼の医療」を提供し続けて行くことを願っております。

研修医時代を含めると通算34年間、当院にお世話になりました。OB・OGを含めお世話になった皆様に心より感謝申し上げます。職員の皆様、そしてご家族の健康とお幸せを願っております。感謝！

謝辞

院長在任期間に、副院長として支えて下さった渡辺眞史先生（現、山形県赤十字血液センター所長）、佐藤 徹先生（現、みゆき会病院）、間中英夫先生、森野一真先生、武田弘明先生、福島紀雅先生、大石広助事務局長（現、山形県最上総合支庁、保健福祉環境部長）片桐千鶴看護部長に心より感謝申し上げます。さらに病院運営の他、原稿作成にご協力いただいた、運営企画主幹（兼）経営戦略課長（現、事務局次長、兼総務課長）堀井洋幸氏、経営戦略専門員（現、課長補佐）鈴木由美子さん、総務主査、本間孝二氏はじめ、事務職員の皆様に感謝申し上げます。

著者略歴

後藤 敏和（ごとう　としかず）

山形県立中央病院名誉院長
1951年　山形市生まれ
1976年　東北大学医学部卒業　山形県立中央病院内科研修医
1978～1985年　東京女子医科大学循環器内科、東北大学医学部第２内科、九州大学理学部、筑波大学応用生物化学系、東北大学医学部第２薬理学教室に在籍
1985年　山形県立中央病院内科（循環器）医長
教育研修部長、救命救急センター副所長、副院長兼医療安全部長などを経て
2013年　山形県立中央病院院長
2017年３月　同定年退職
同年４月　公益財団法人やまがた健康推進機構理事（山形検診センター所長）
医学博士、認定内科医、循環器専門医、人間ドック健診専門医・指導医、日本高血圧学会専門医・指導医、日本高血圧協会山形県支部長、労働衛生コンサルタント（保健衛生）、診療情報管理士

大変だ!!
地方中核病院長 奮闘記
病院経営の可能性を探った４年間の記録

発行日　2017年10月30日
著　者　後藤 敏和

発行者　橋詰 守
発行所　株式会社 ロギカ書房
〒101-0052
東京都千代田区神田小川町２丁目８番地
進盛ビル303
Tel 03（5244）5143
Fax 03（5244）5144
http://logicashobo.co.jp/

印刷･製本　亜細亜印刷株式会社

978-4-909090-07-2　C2047